SEBONE
RESET

不調がデフォな私たちの
背骨リセット

久手堅司　貫来大樹 著

尾代ゆうこ 漫画・イラスト

プロローグ

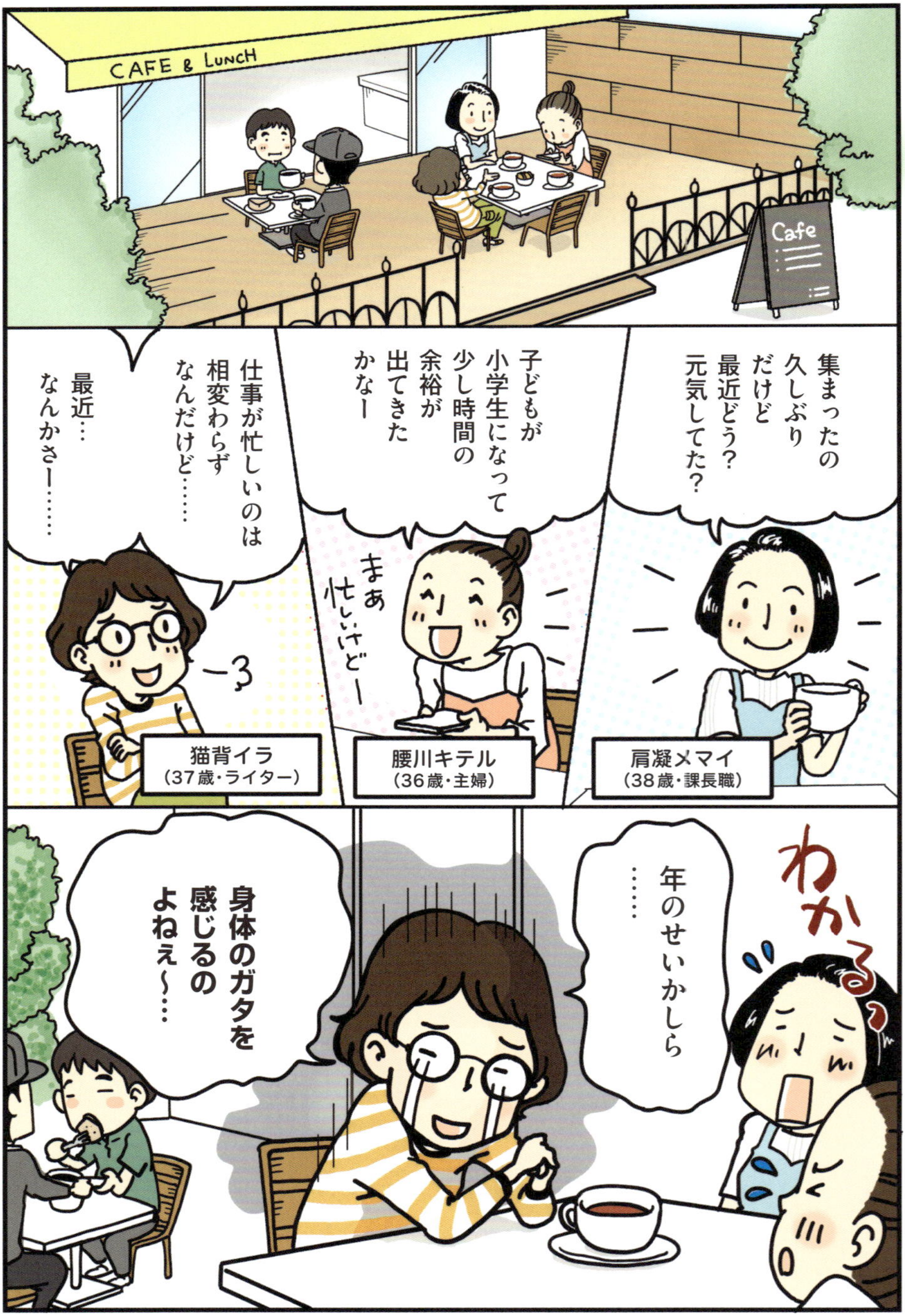
CAFE & LUNCH
Cafe
集まったの久しぶりだけど最近どう？元気してた？
肩凝メマイ（38歳・課長職）
子どもが小学生になって少し時間の余裕が出てきたかなー
まあ忙しいけどー
腰川キテル（36歳・主婦）
仕事が忙しいのは相変わらずなんだけど……
最近…なんかさー……
猫背イラ（37歳・ライター）
年のせいかしら……
わかる
身体のガタを感じるのよねぇ～…

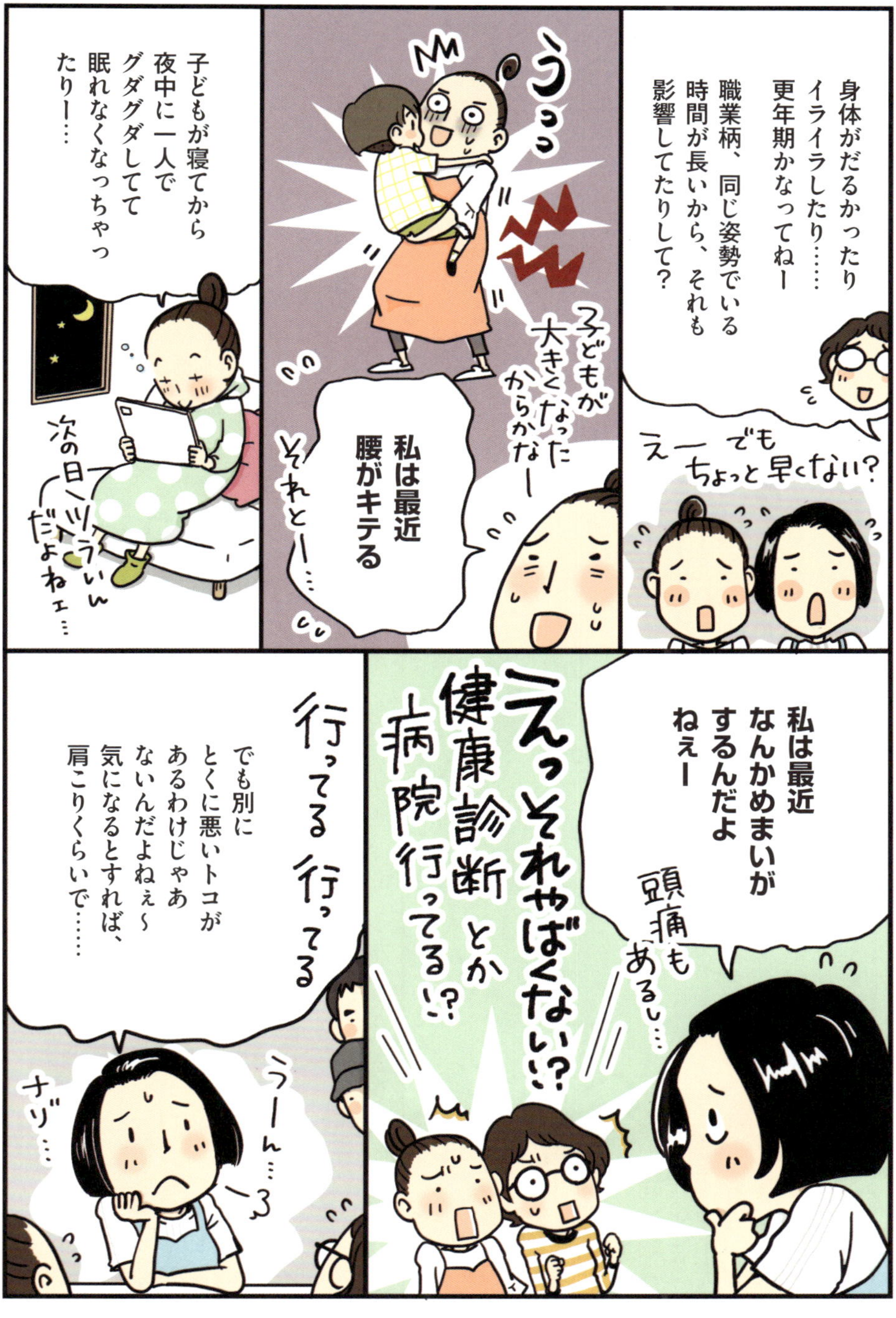

身体がだるかったり イライラしたり…… 更年期かなってねー
職業柄、同じ姿勢でいる時間が長いから、それも影響してたりして？
えーでも ちょっと早くない？
うっっ
子どもが大きくなったからかなー
私は最近 腰がキテる
それとー…
子どもが寝てから夜中に一人でグダグダしてて眠れなくなっちゃったりー…
次の日ツラいんだよねェ…
私は最近 なんかめまいがするんだよ ねぇー
頭痛もあるし…
えっそれやばくない!?
健康診断とか病院行ってる!?
行ってる 行ってる
でも別に とくに悪いトコが あるわけじゃあ ないんだよねぇ～ 気になるとすれば、肩こりくらいで……
うーん…
ナゾ…

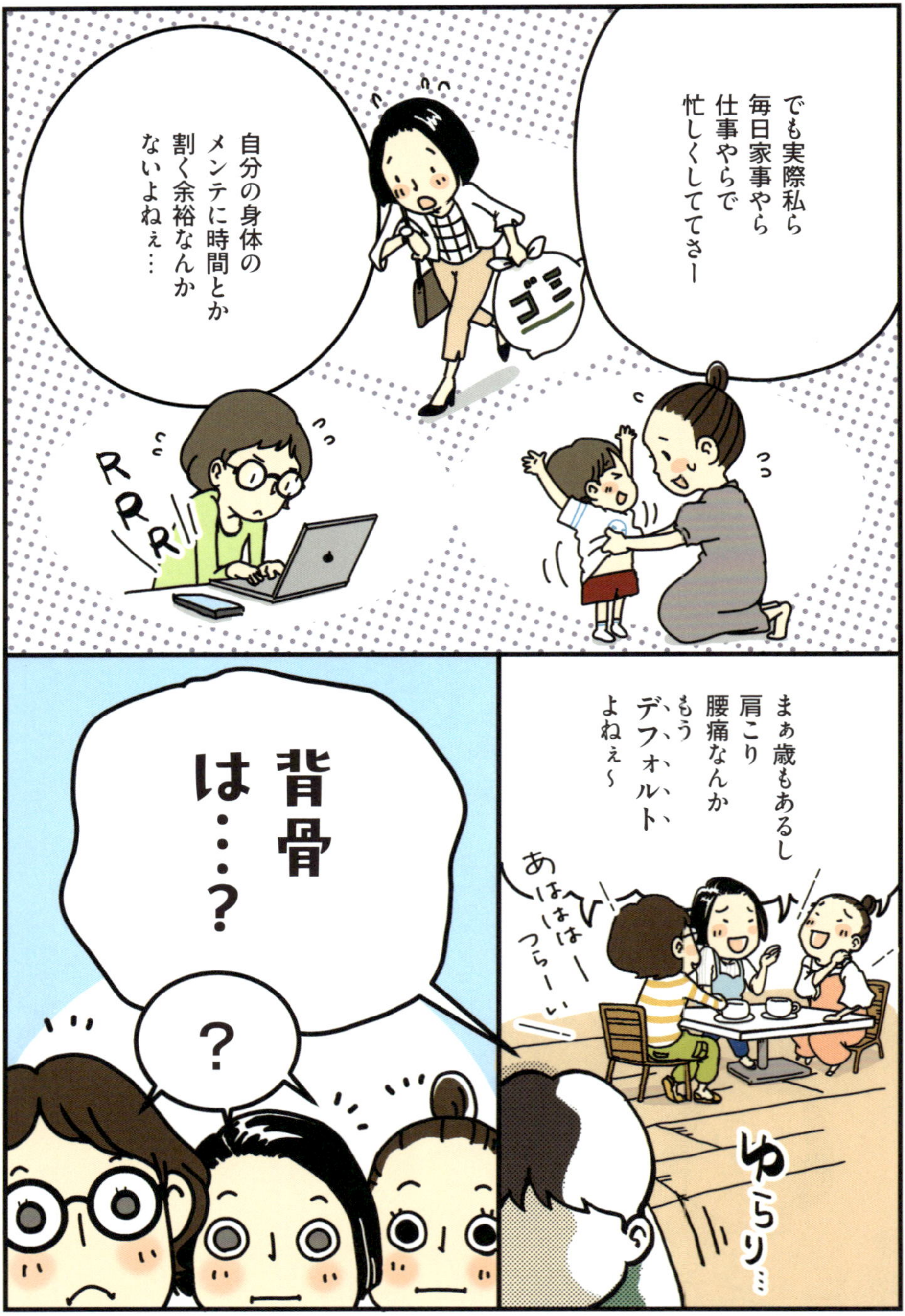
でも実際私ら
毎日家事やら
仕事やらで
忙しくしててさー
自分の身体の
メンテに時間とか
割く余裕なんか
ないよねぇ…
ゴミ
RRR
まぁ歳もあるし
肩こり
腰痛なんか
もう
デフォルト
よねぇ〜
あはははは
つらーい
ゆらり…
背骨は…？
？

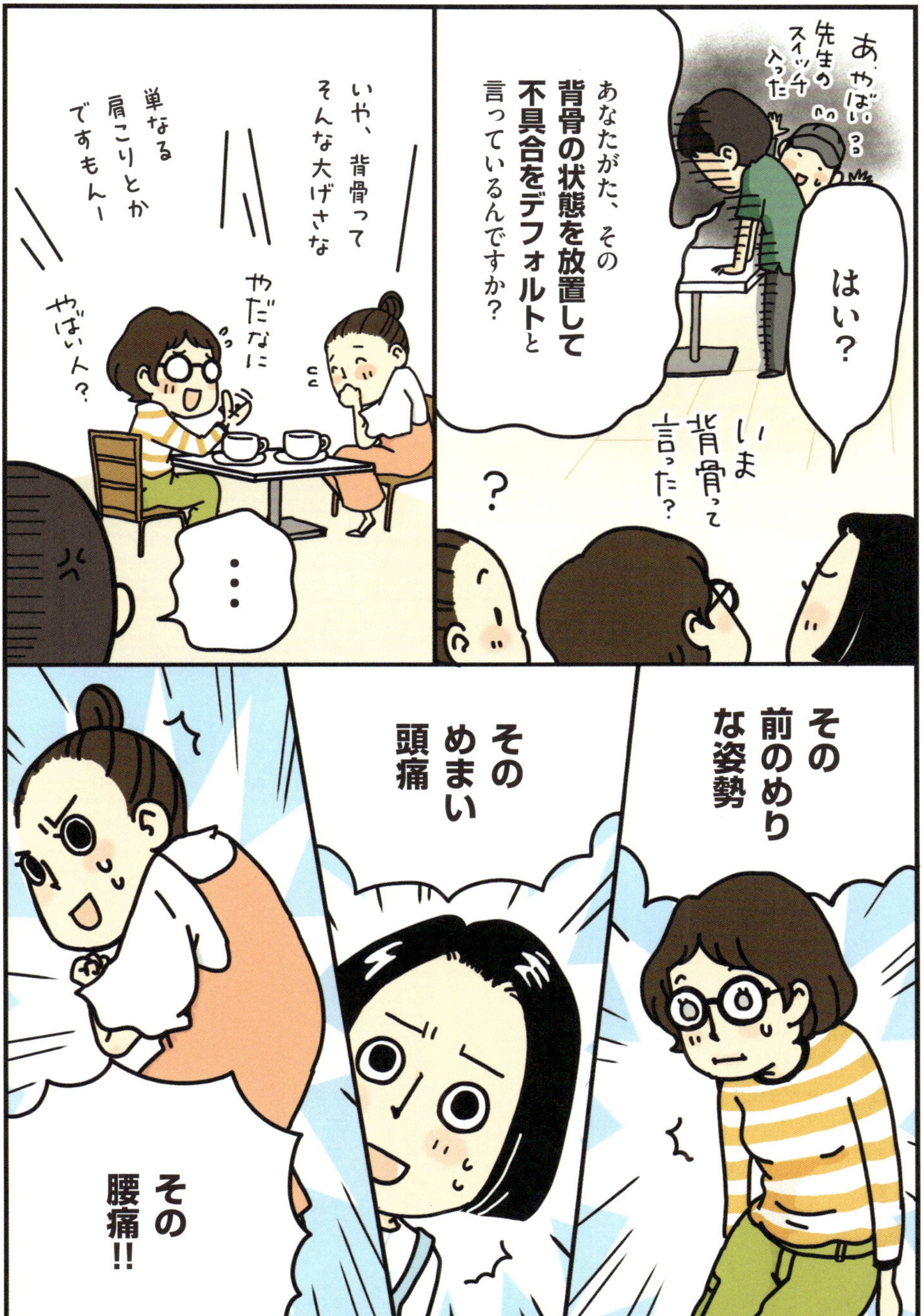

あ、やばい
先生のスイッチ入った
あなたがた、その背骨の状態を放置して不具合をデフォルトと言っているんですか?
はい?
いま背骨って言った?
?
いや、背骨ってそんな大げさな
単なる肩こりとかですもんー
やだなに
やばい人?
…
その前のめりな姿勢
そのめまい頭痛
その腰痛!!

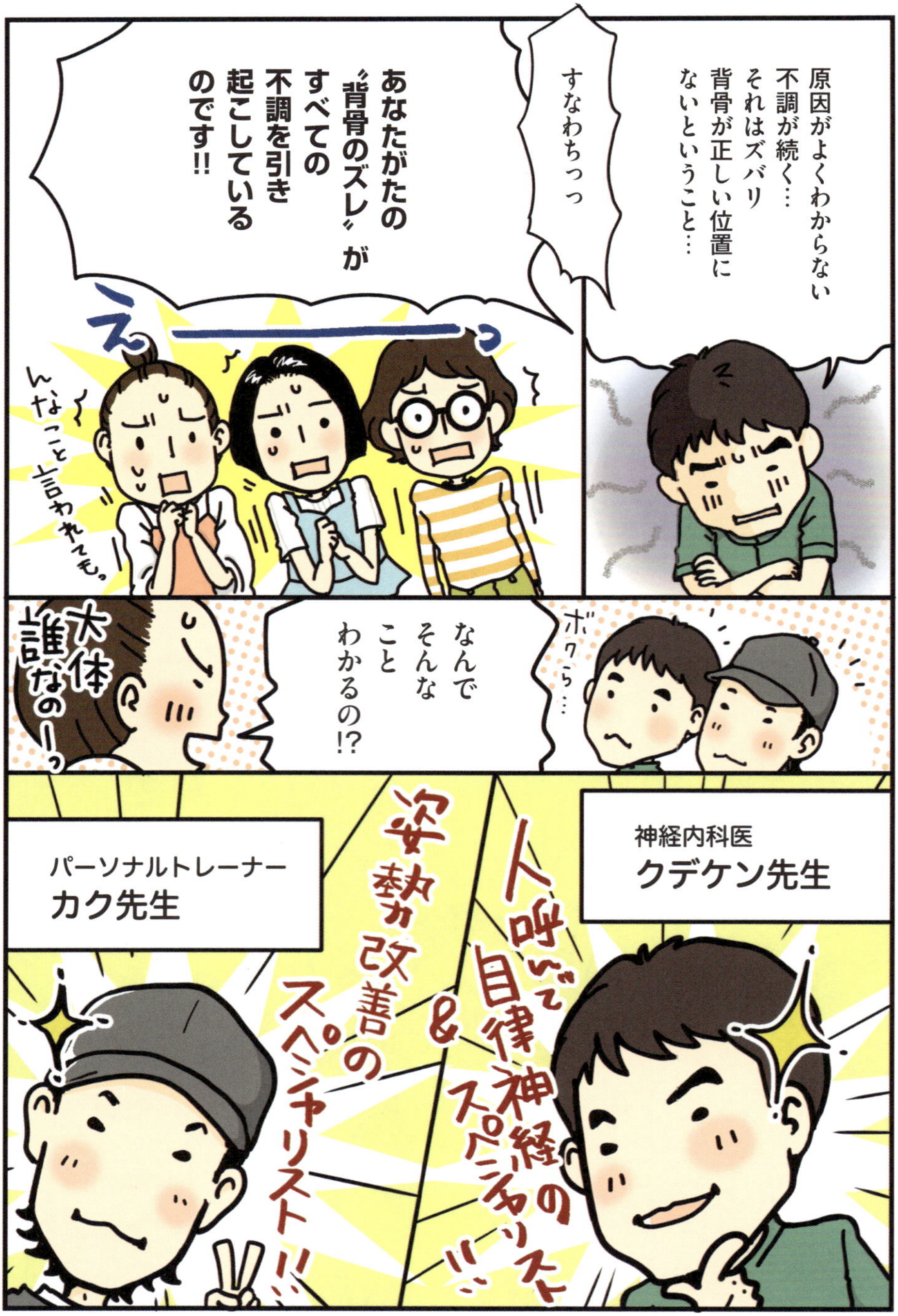

原因がよくわからない
不調が続く…
それはズバリ
背骨が正しい位置に
ないということ…
すなわちっっ
あなたがたの
“背骨のズレ”が
すべての
不調を引き
起こしている
のです!!
えーーーっ
んなこと言われても…
ボクら…
なんで
そんな
こと
わかるの!?
大体
誰なの――っ
神経内科医
クデケン先生
呼んで
自律神経のスペシャリスト
&
姿勢改善のスペシャリスト!!
パーソナルトレーナー
カク先生

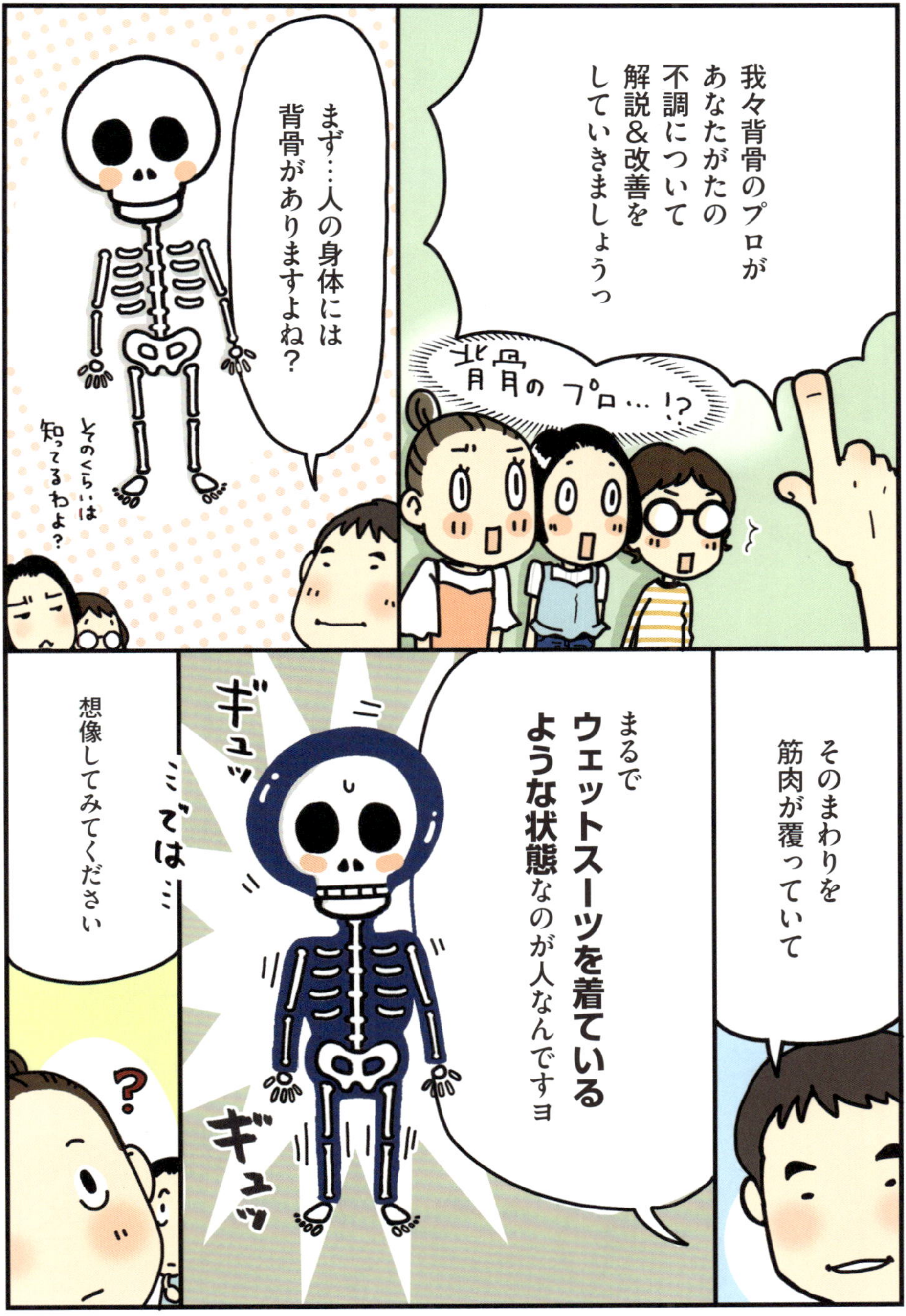
我々背骨のプロがあなたがたの不調について解説&改善をしていきましょうっ
背骨のプロ…!?
まず…人の身体には背骨がありますよね？
そのくらいは知ってるわよ？
そのまわりを筋肉が覆っていて
まるでウェットスーツを着ているような状態なのが人なんですヨ
ギュッ
ギュッ
ここでは…
想像してみてください
?

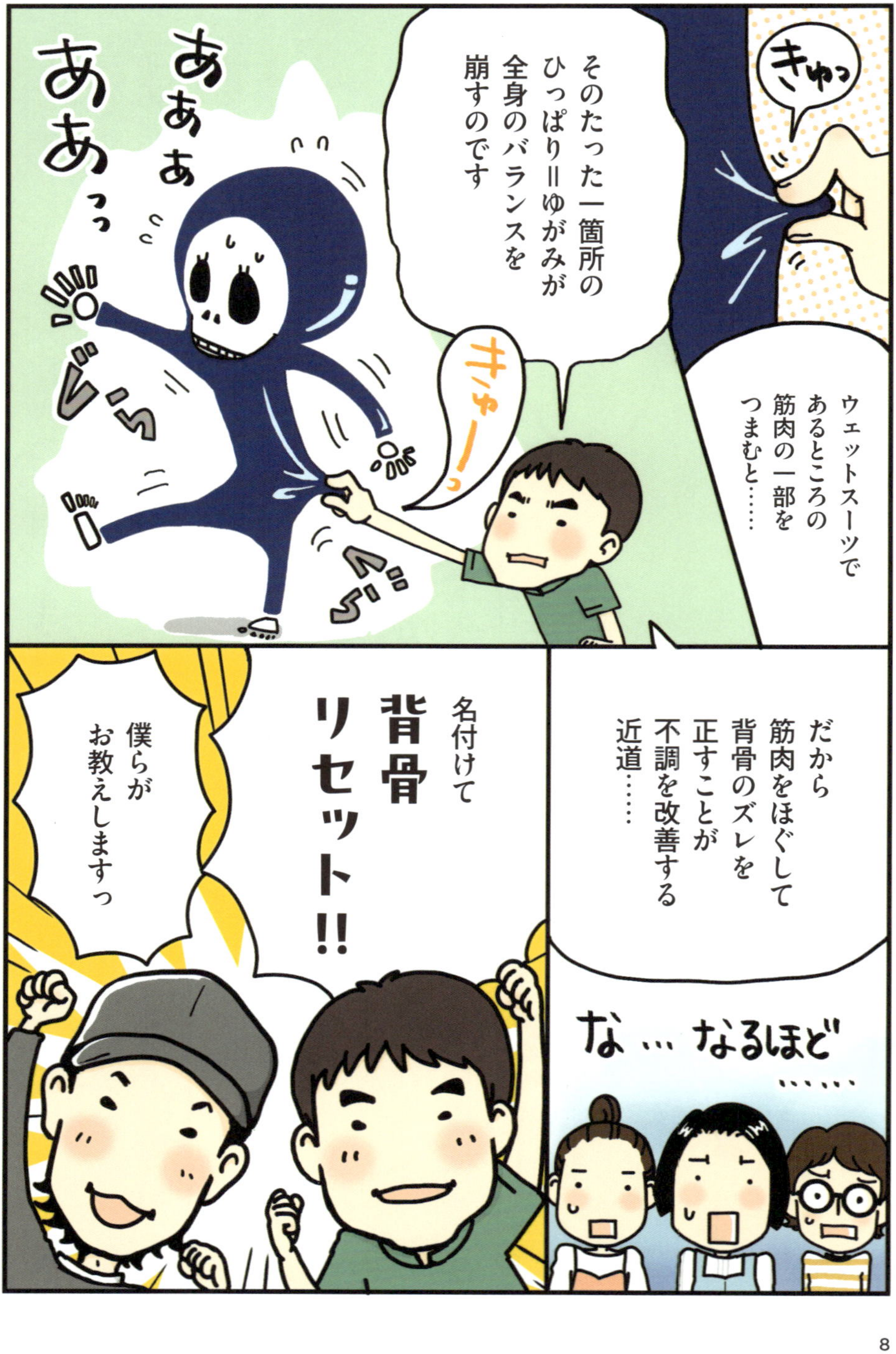

きゅっ
ウェットスーツで
あるところの
筋肉の一部を
つまむと……
そのたった一箇所の
ひっぱり＝ゆがみが
全身のバランスを
崩すのです
きゅーっ
あぁぁあっっ
ぐらぐら
だから
筋肉をほぐして
背骨のズレを
正すことが
不調を改善する
近道……
名付けて
背骨
リセット!!
僕らが
お教えしますっ
な…なるほど
……

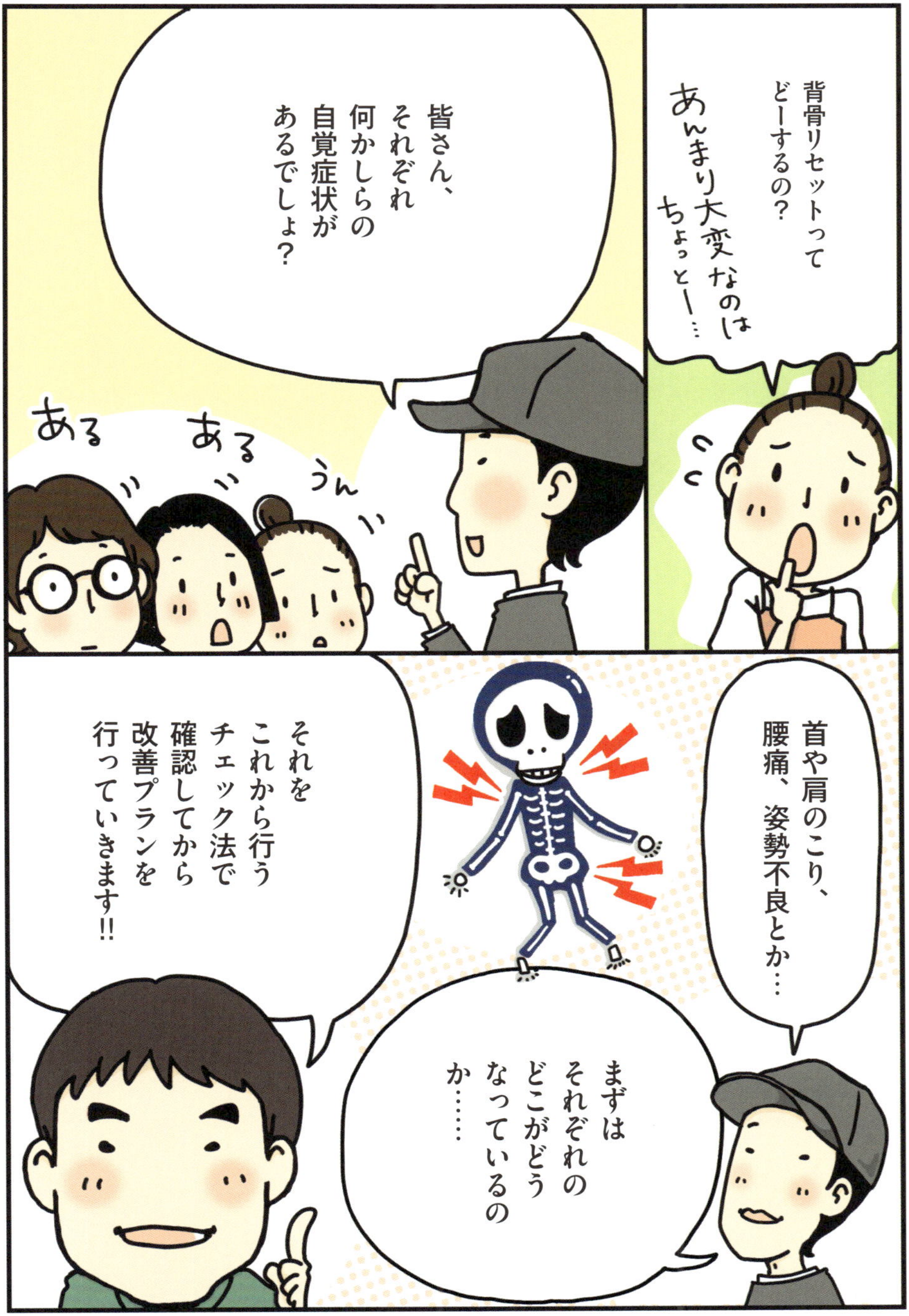
背骨リセットって
どーするの?
あんまり大変なのはちょっとー…
皆さん、それぞれ何かしらの自覚症状があるでしょ?
ある
ある
うん
首や肩のこり、腰痛、姿勢不良とか…
まずはそれぞれのどこがどうなっているのか……
それをこれから行うチェック法で確認してから改善プランを行っていきます!!

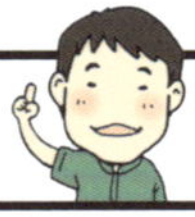

背骨ズレチェック ➡ 最適メニューへひとっ飛び！

●○○○○

けい椎（首）でチェックしてみよう

CHECK-1

❶イスに座り、骨盤を立てる
❷上体はそのまま正面をキープした状態で、ななめ後ろを見るように首だけ横にまわす
❸左右両方行う。左右差や痛み、つまりがなく、動かせればOK

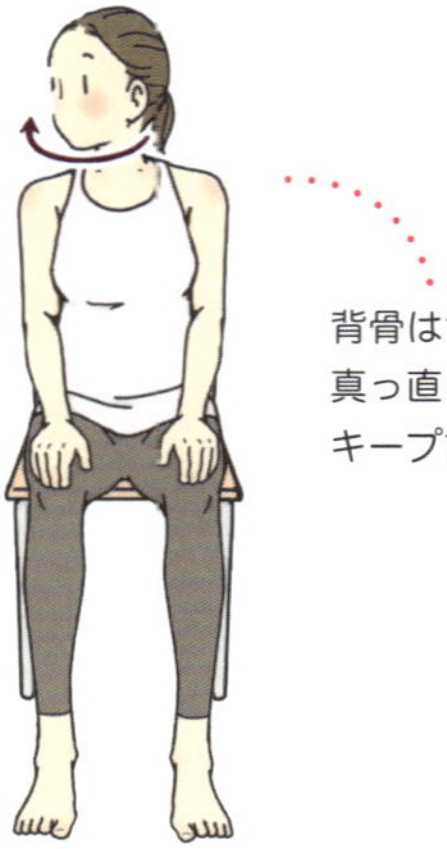
背骨はつねに
真っ直ぐを
キープする

こんな人はNG背骨

首をまわしたとき…
●痛みやつまりがあった
●左右差があった

こんな人もNG背骨

首をまわしたとき…
●真後ろまでまわってしまった

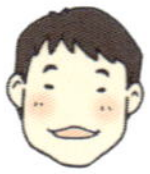
まわりすぎも
要注意です！

CHECK-2

❶イスに座り、骨盤を立てる
❷上体はそのままの位置をキープした状態で、首を後ろに反らす
❸首を正面に戻したら、あごを引くイメージで前に倒す。痛み、つまりがなく、動かせればOK

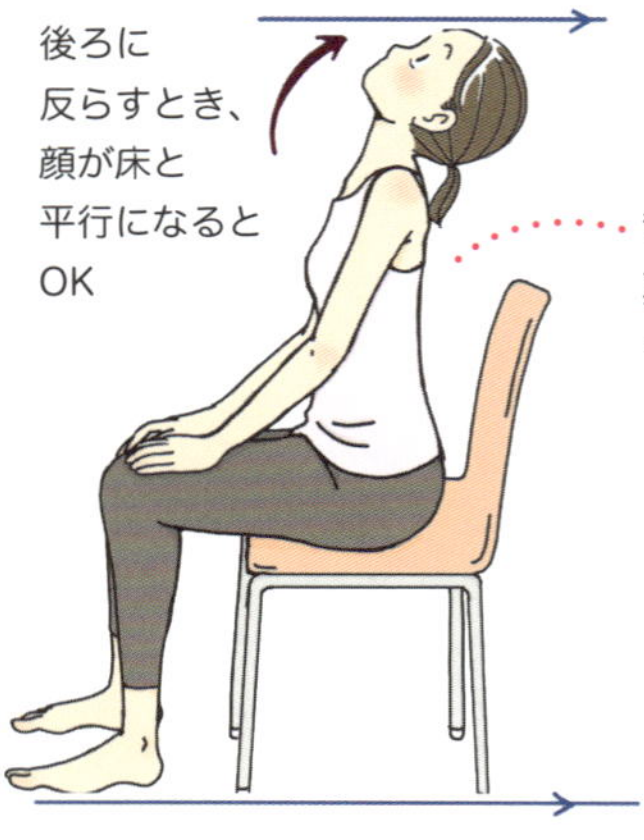
後ろに
反らすとき、
顔が床と
平行になると
OK
背骨はつねに
真っ直ぐを
キープする

こんな人はNG背骨

首を反らしたとき…
●痛みがあった
●つまりがあった
●痛みが強くて反らせなかった

背骨にズレがある **NG背骨** だった人は **p19** へ！

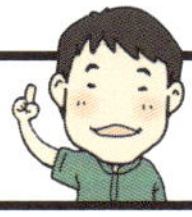

背骨ズレチェック ➡ 最適メニューへひとっ飛び！

○●○○○

肩でチェックしてみよう

CHECK

❶肩幅程度に足を開いて立つ
❷腕をイラストのように
後ろにまわす。
少しでも指がくっつけばOK

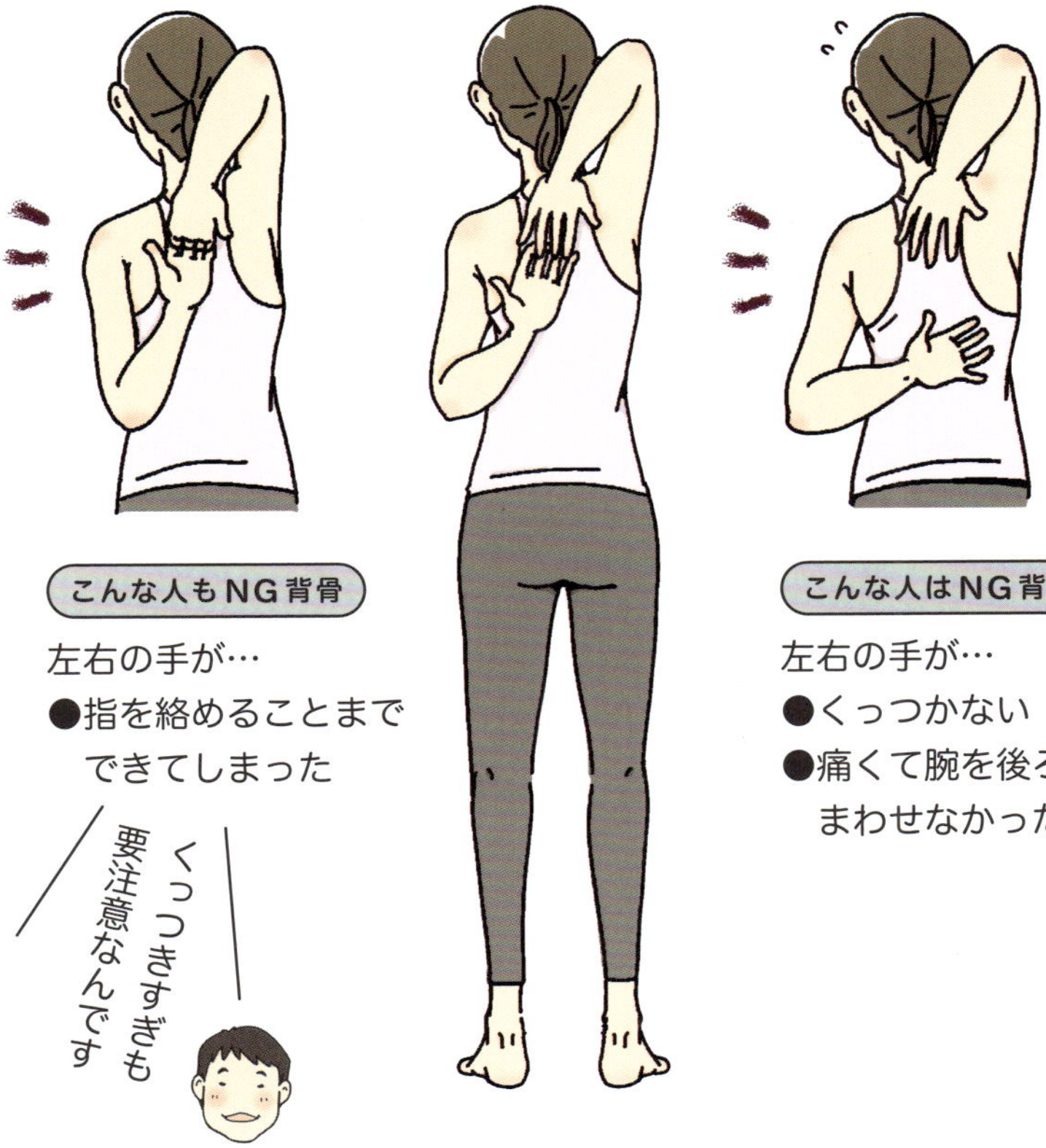

こんな人もNG背骨

左右の手が…
●指を絡めることまでできてしまった

くっつきすぎも要注意なんです

こんな人はNG背骨

左右の手が…
●くっつかない
●痛くて腕を後ろにまわせなかった

背骨にズレがある NG背骨 だった人は p19 へ！

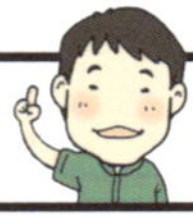

背骨ズレチェック ➡ 最適メニューへひとっ飛び！

○○●○○

胸椎でチェックしてみよう

CHECK

❶イスに座り、骨盤を立てる
❷手を胸前でクロスし、
　骨盤はそのままの位置をキープして、上体だけをまわす
❸左右両方行う。
　左右差なく、ななめ後ろが見えればOK

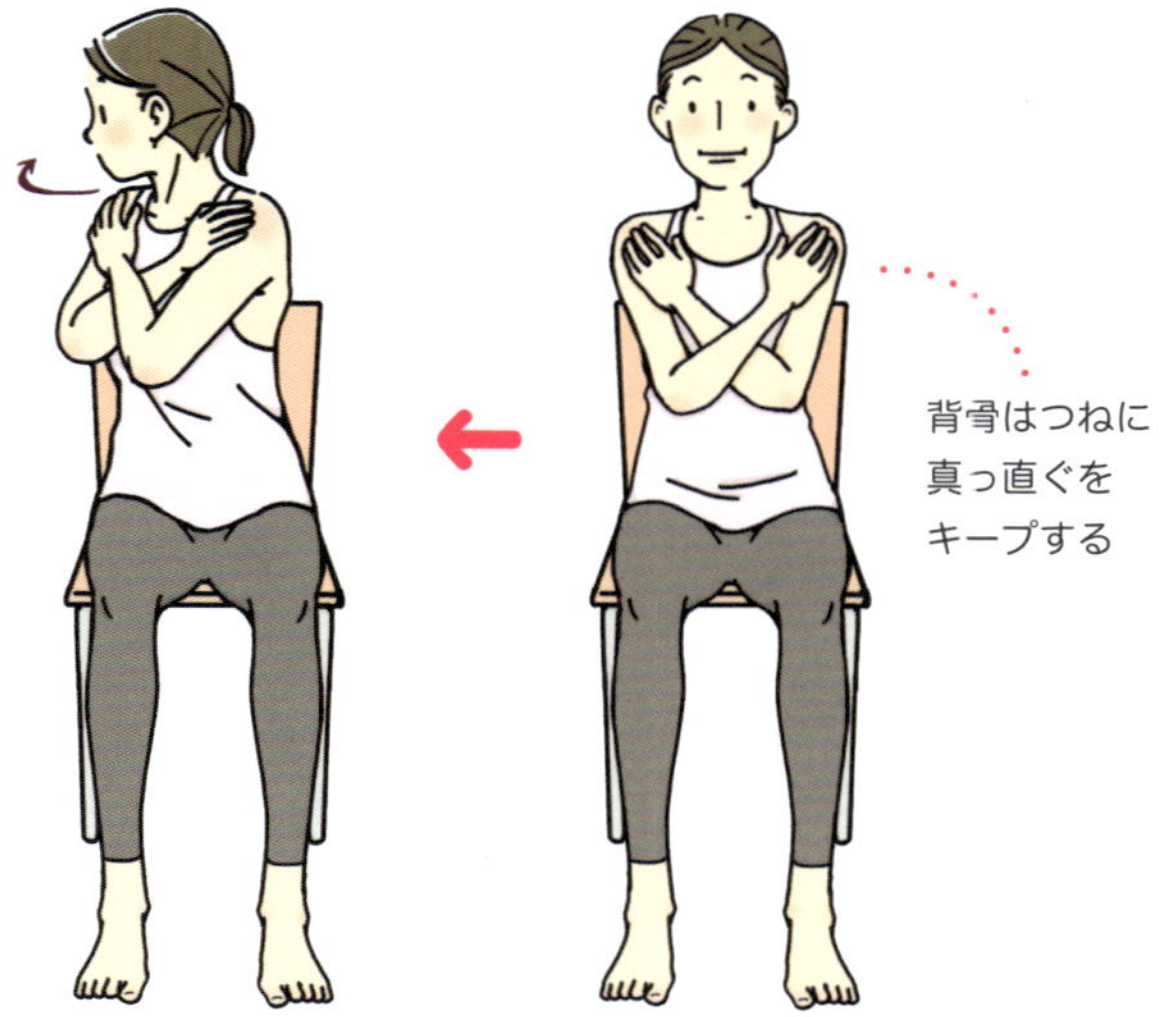
背骨はつねに
真っ直ぐを
キープする

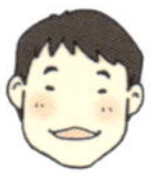
まわりすぎも
要注意なんです

こんな人もNG背骨

上体をまわしたとき…
●上体が真後ろまで
　まわってしまった

こんな人はNG背骨

上体をまわしたとき…
●痛みがあった
●左右差があった

背骨にズレがある NG背骨 だった人は p47 へ！

背骨ズレチェック ➡ 最適メニューへひとっ飛び！

○○○●○

腰椎でチェックしてみよう

CHECK

❶手足が床と垂直になるよう、四つんばいになる
❷腰を意識しながら、グッと背中を盛り上げる。
背中〜腰にかけて、しっかりと曲がっていたらOK

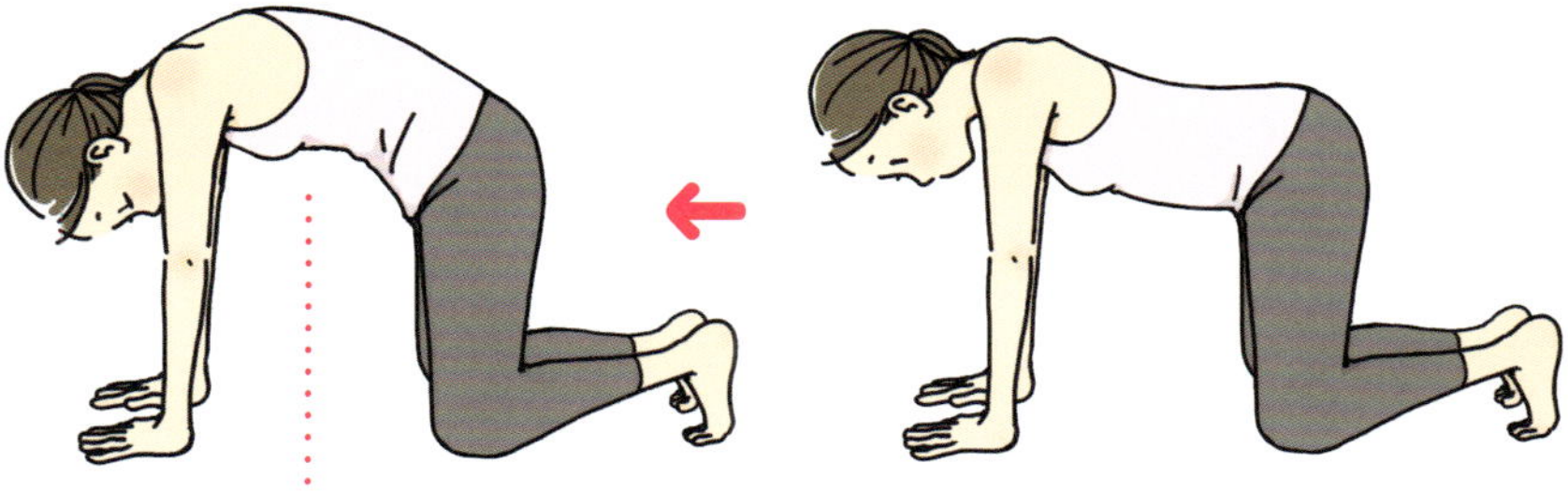
お腹を
引き込むような
イメージで行う

こんな人はNG背骨

背中を盛り上げたとき…
●背中だけが盛り上がり、腰は真っ直ぐな状態になっている
●動作を行うと、痛みがある

背骨にズレがある NG背骨 だった人は p75 へ！

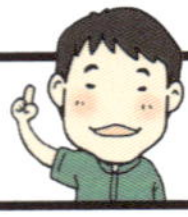

背骨ズレチェック ➡ 最適メニューへひとっ飛び！

○○○○●

股関節でチェックしてみよう

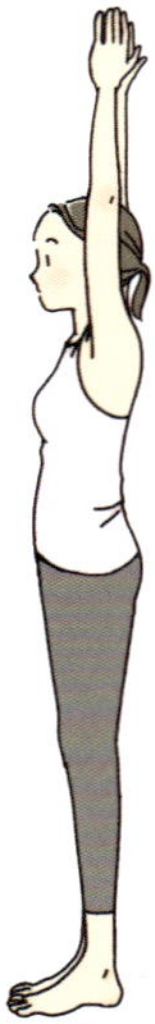

CHECK

❶立った状態で
手を上げる
❷そのままゆっくりと
前屈をする。
指先が床にくっつけば OK

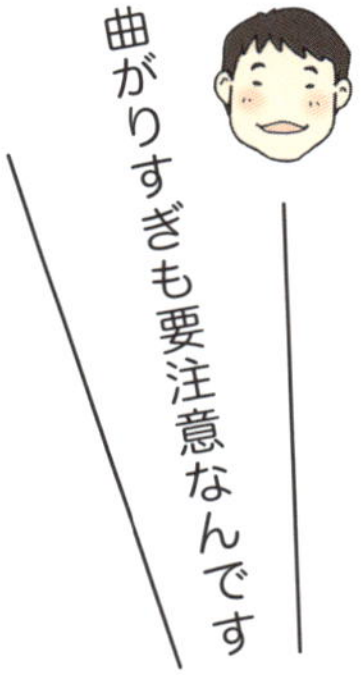
曲がりすぎも要注意なんです

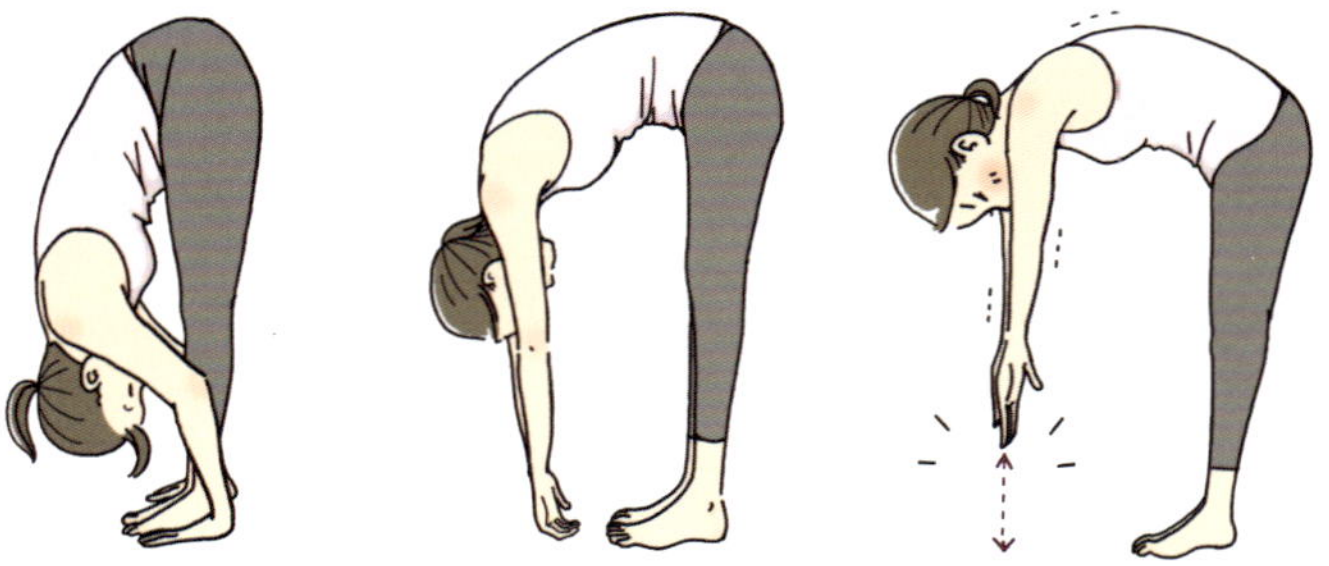

こんな人もNG背骨

前屈したとき…
●手がベッタリつく
●頭が足のあいだに入る

こんな人はNG背骨

前屈したとき…
●手が床につかない

背骨にズレがある NG背骨 だった人は p99 へ！

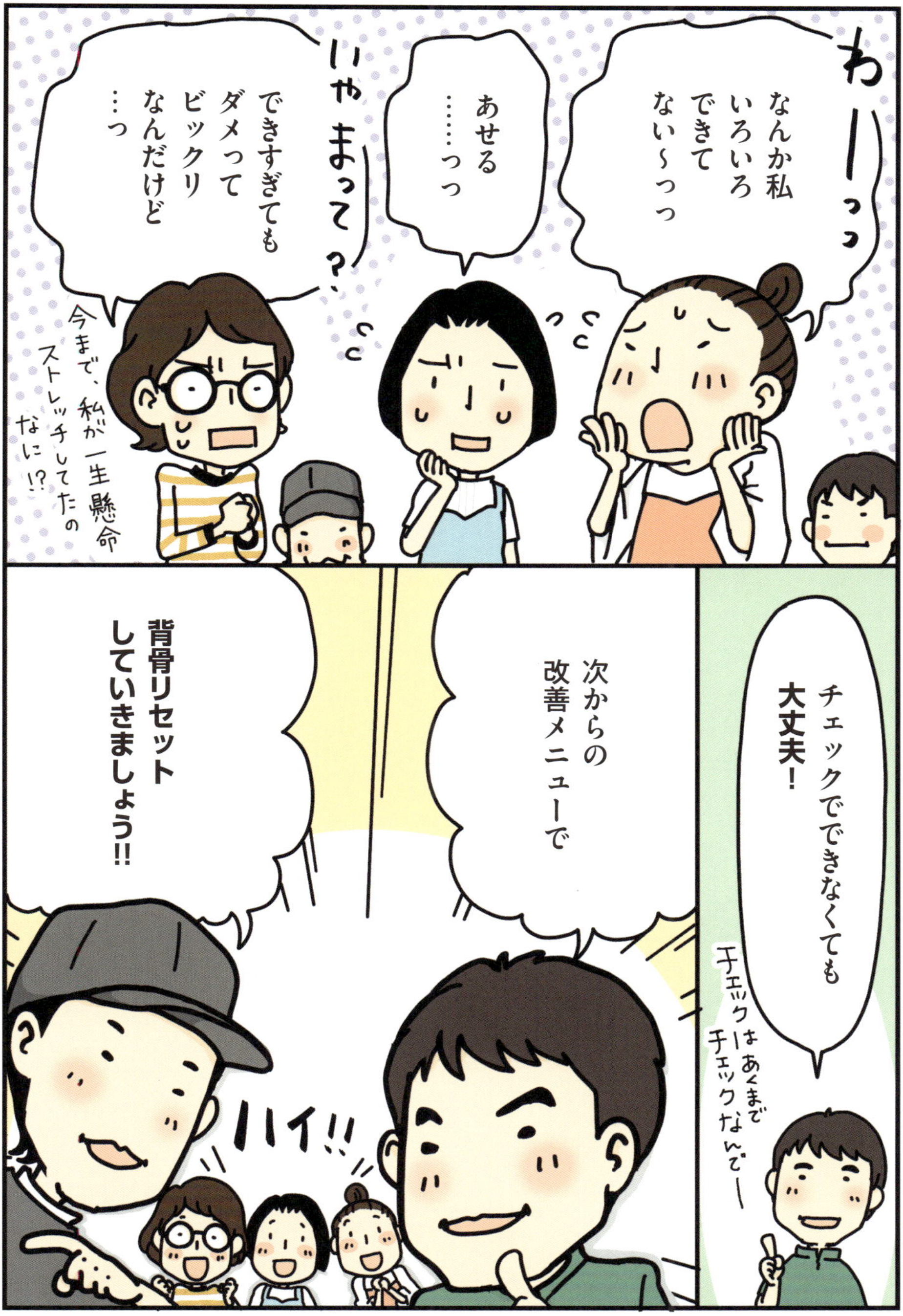
わーーっっ
なんか私 いろいろ できて ない〜っっ
あせる ……っっ
いやまって？
できすぎても ダメって ビックリ なんだけど …っ
今まで、私が一生懸命 ストレッチしてたの なに!?
チェックでできなくても 大丈夫！
チェックはあくまで チェックなんでー
次からの 改善メニューで
背骨リセット していきましょう!!
ハイ!!

CONTENTS

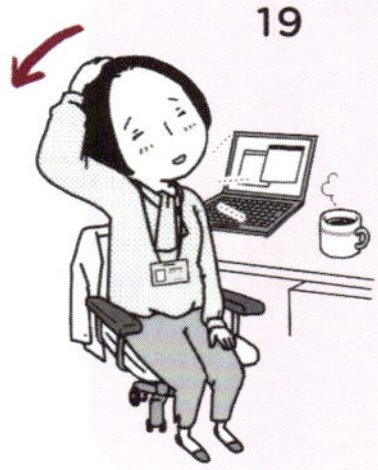

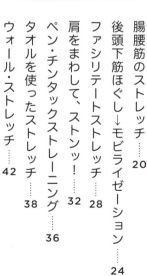

chapter 2

猫背を改善したい人の「背骨リセット」

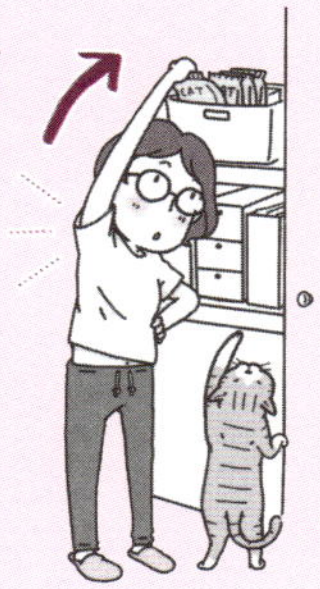

chapter 3

腰痛（反り腰）を改善したい人の「背骨リセット」

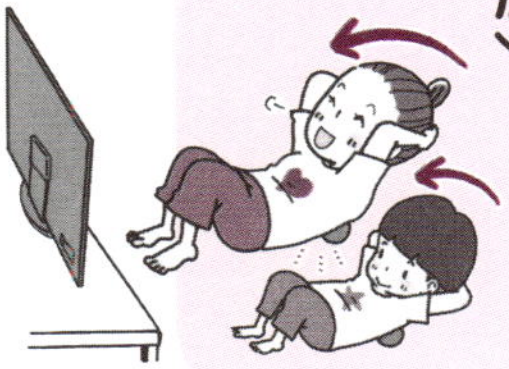

chapter.1

首こり、肩こりを改善したい人の「背骨リセット」

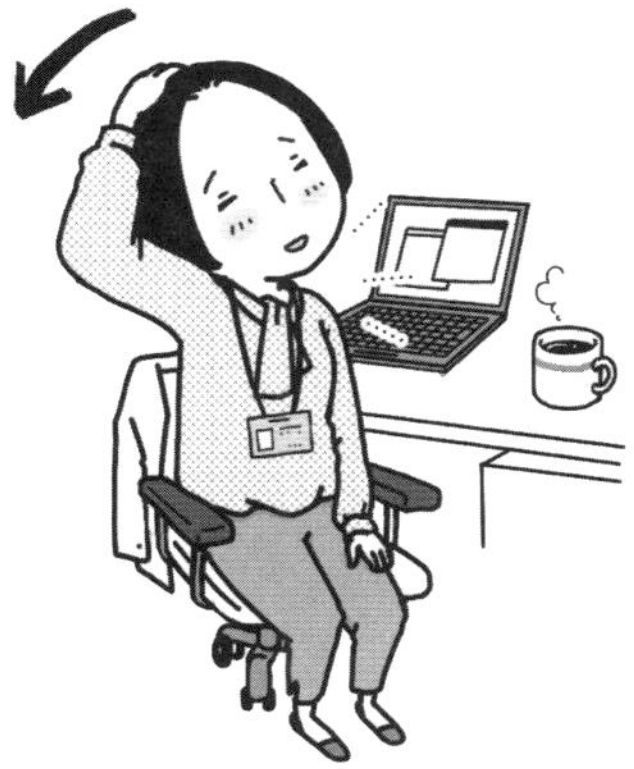

腸腰筋のストレッチ

1 片膝立ちになる

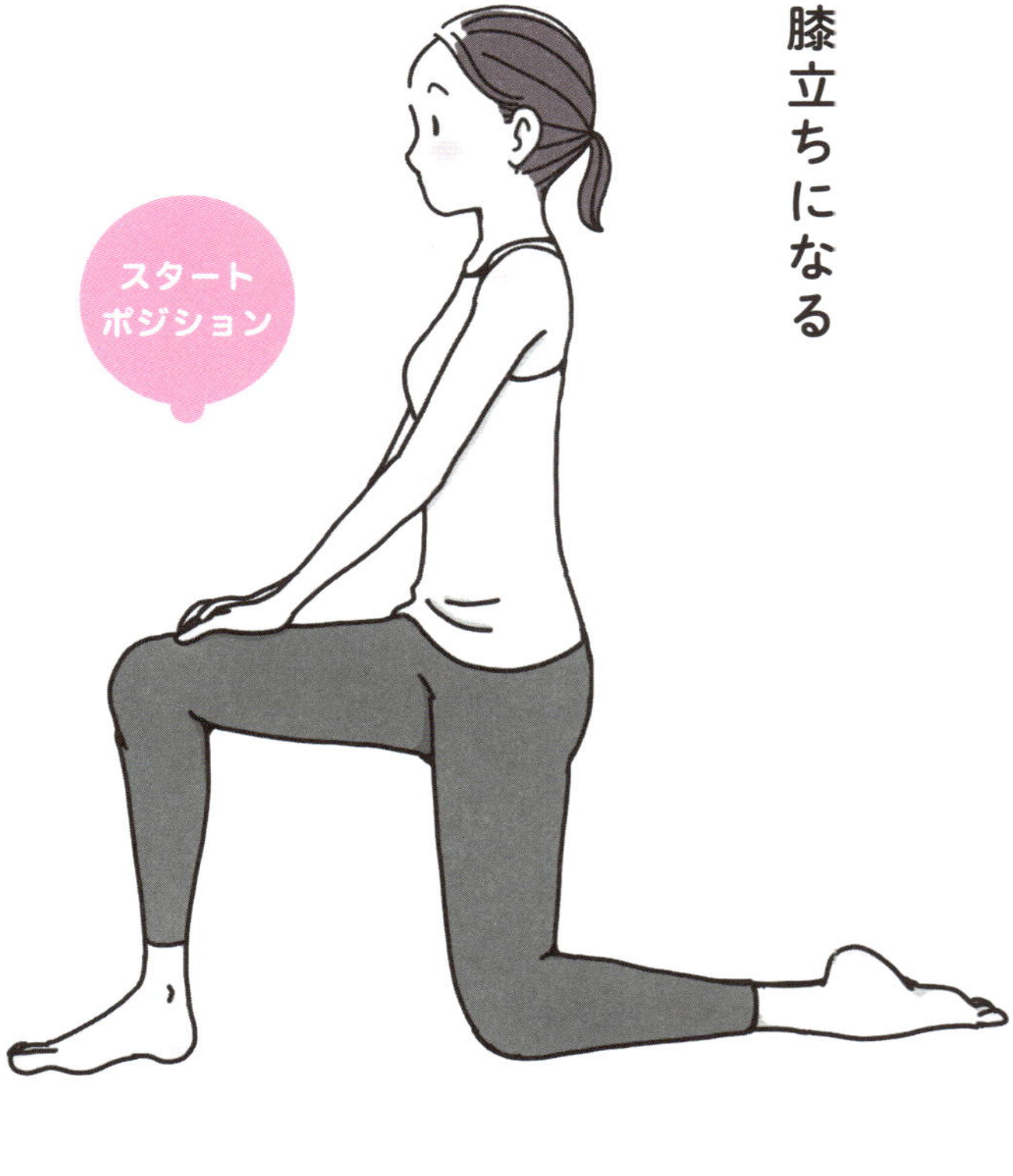

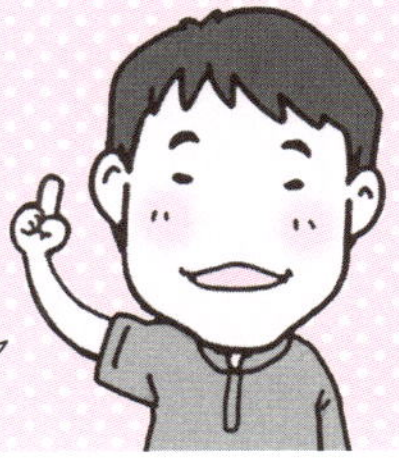

首こりや
肩こりに悩む人は
腸腰筋が
かたまって、
骨盤の前傾を
誘発しているかも。
しっかり
ストレッチ！

2

立てているほうの足に体重をのせ、反対側の鼠《そ》蹊《けい》部を伸ばす。反対側も同じように行う

3

伸ばしている側の腕を上げることで、ストレッチ効果アップ！

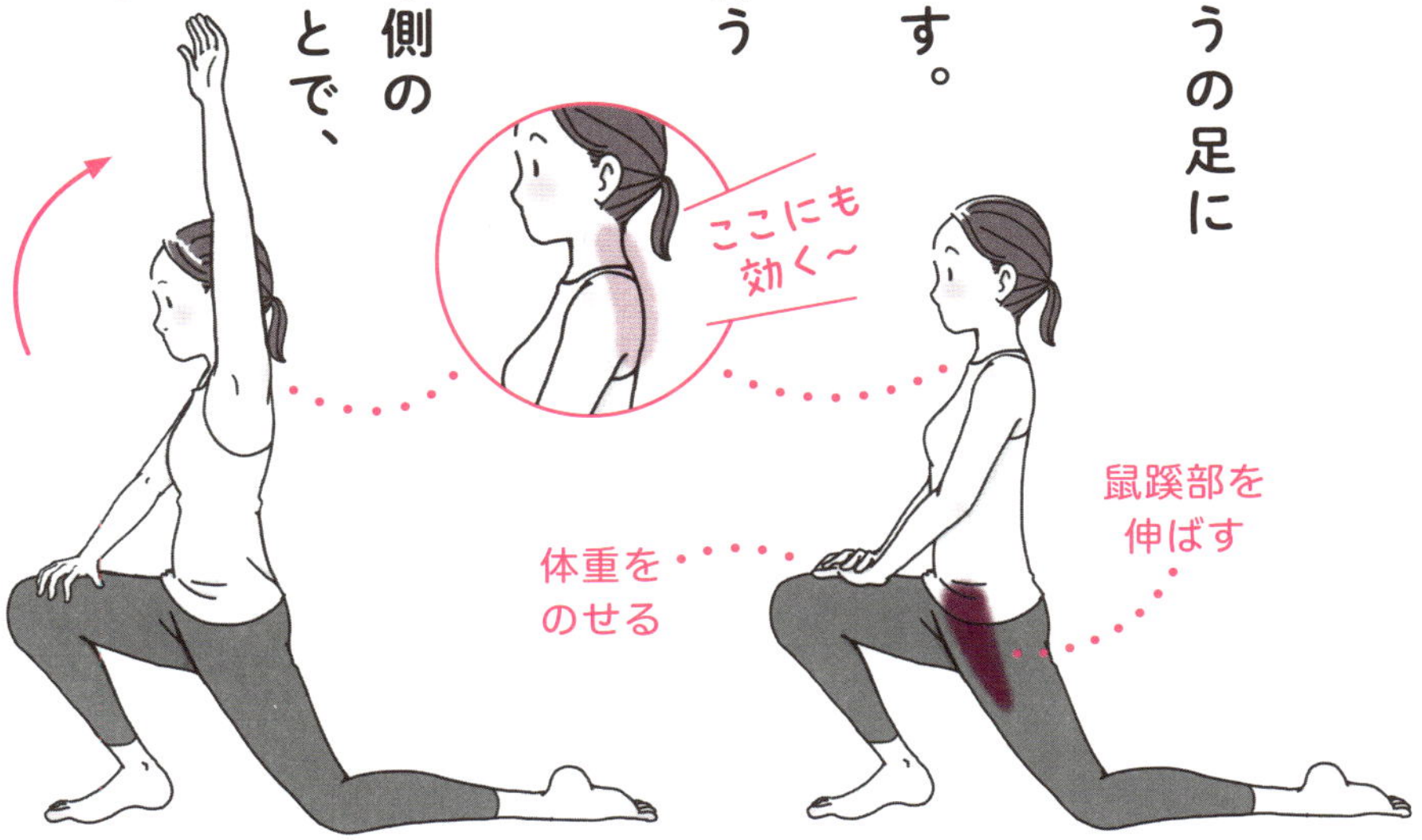

ここにも
効く～
鼠蹊部を
伸ばす
体重を
のせる

目安の時間
左右8秒ずつ

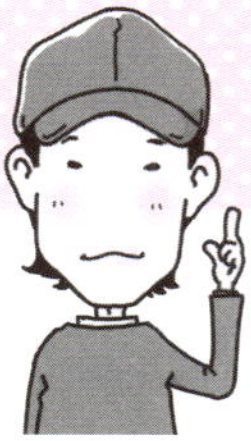

不調をリバウンドさせないために！

効かせたい部位

腸《ちょう》腰《よう》筋《きん》

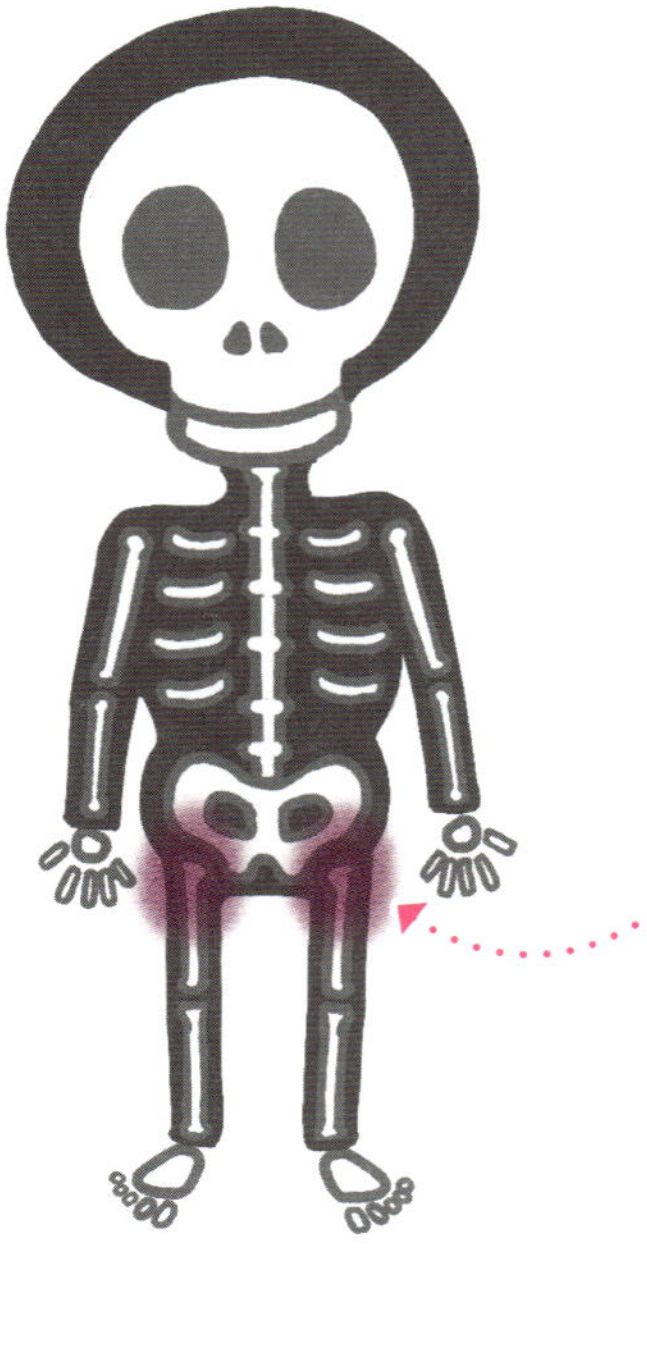

腸腰筋って？

背骨と骨盤をつなぐ筋肉で、体幹を安定させたり、姿勢を維持したりしているんだ。座っている時間が長い人はかたまりやすいから要注意！

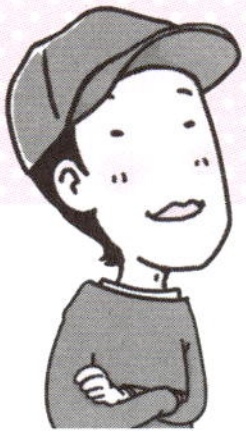

すき間時間に
やってみよう！

1
首こり・肩こり

ポイント！

腸腰筋をほぐすと、
背骨の土台である
骨盤の位置が整って、
首まわりもゆるみやすくなるよ！

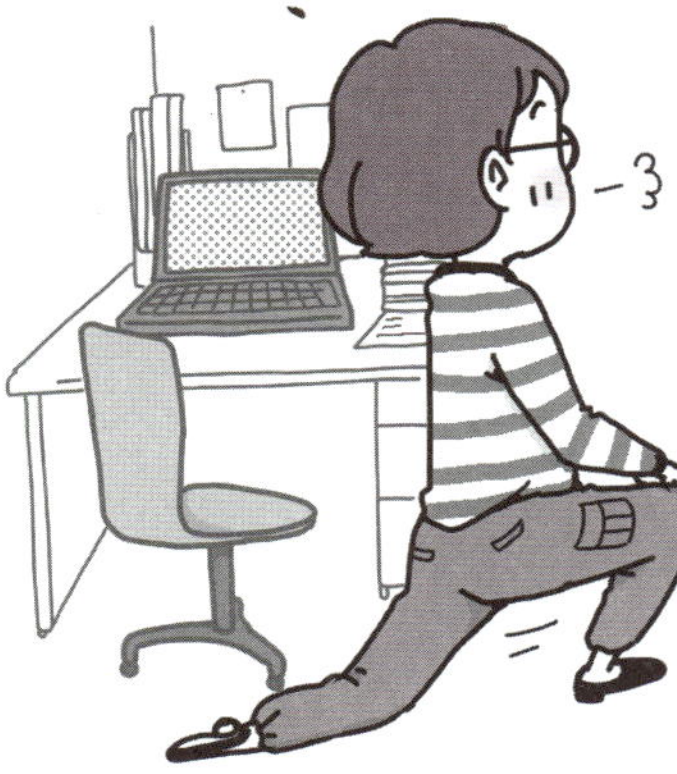
仕事の合間に…

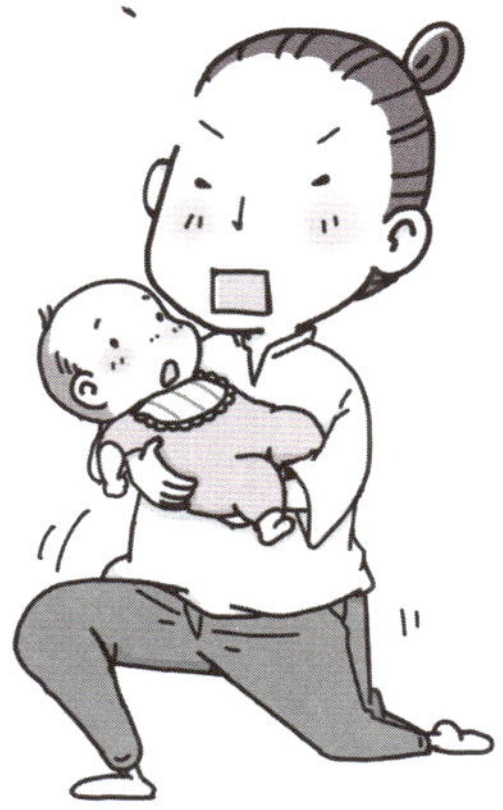
赤ちゃんを抱っこしながら…

後頭下筋ほぐし

→モビライゼーション

※モビライゼーションとは「関節の動く範囲を維持、
または改善するための方法」のこと。

後頭下筋ほぐし

1 イスに座り、頭と首の境目を背もたれにつける

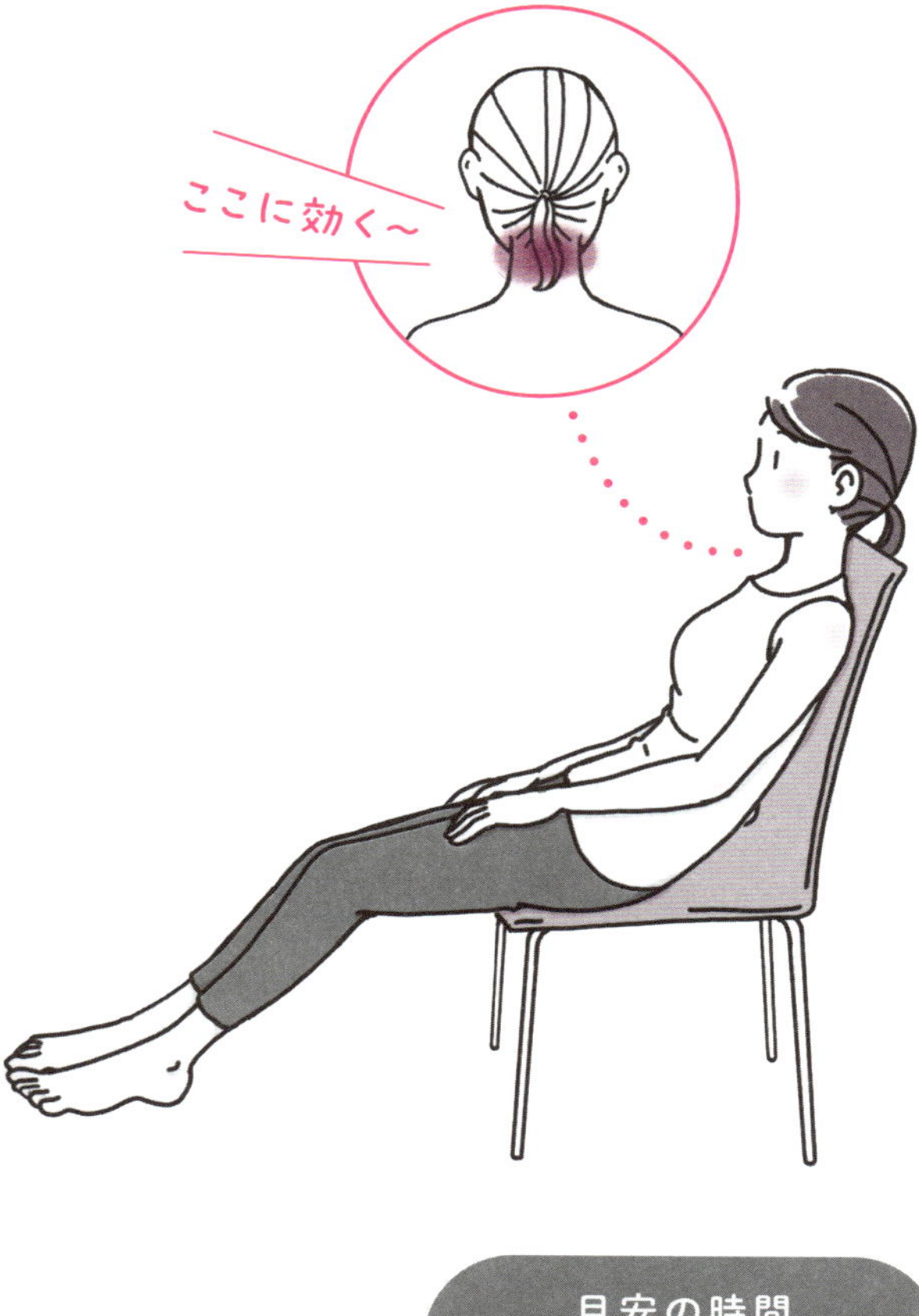

目安の時間
20秒

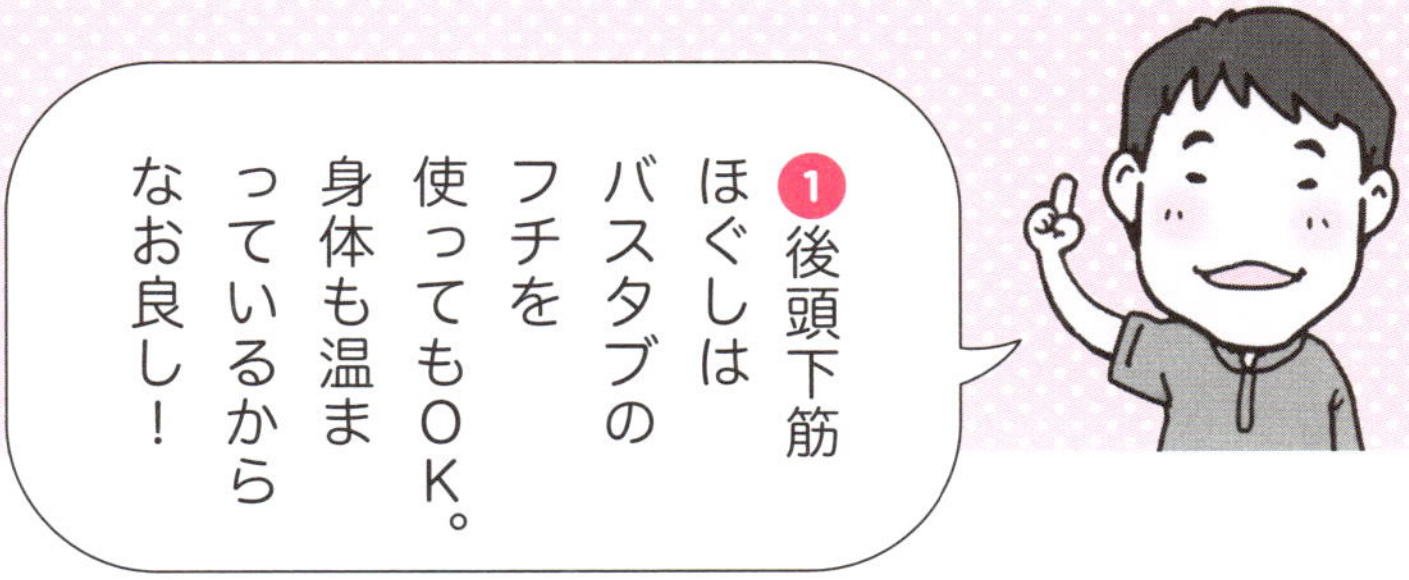
❶後頭下筋ほぐしはバスタブのフチを使ってもOK。身体も温まっているからなお良し！

モビライゼーション

2 （後頭下筋をほぐしたら）立ち上がり、足は肩幅に開き、腕を横に伸ばす

3 ゆっくり首をまわしながら、合わせて腕をひねる

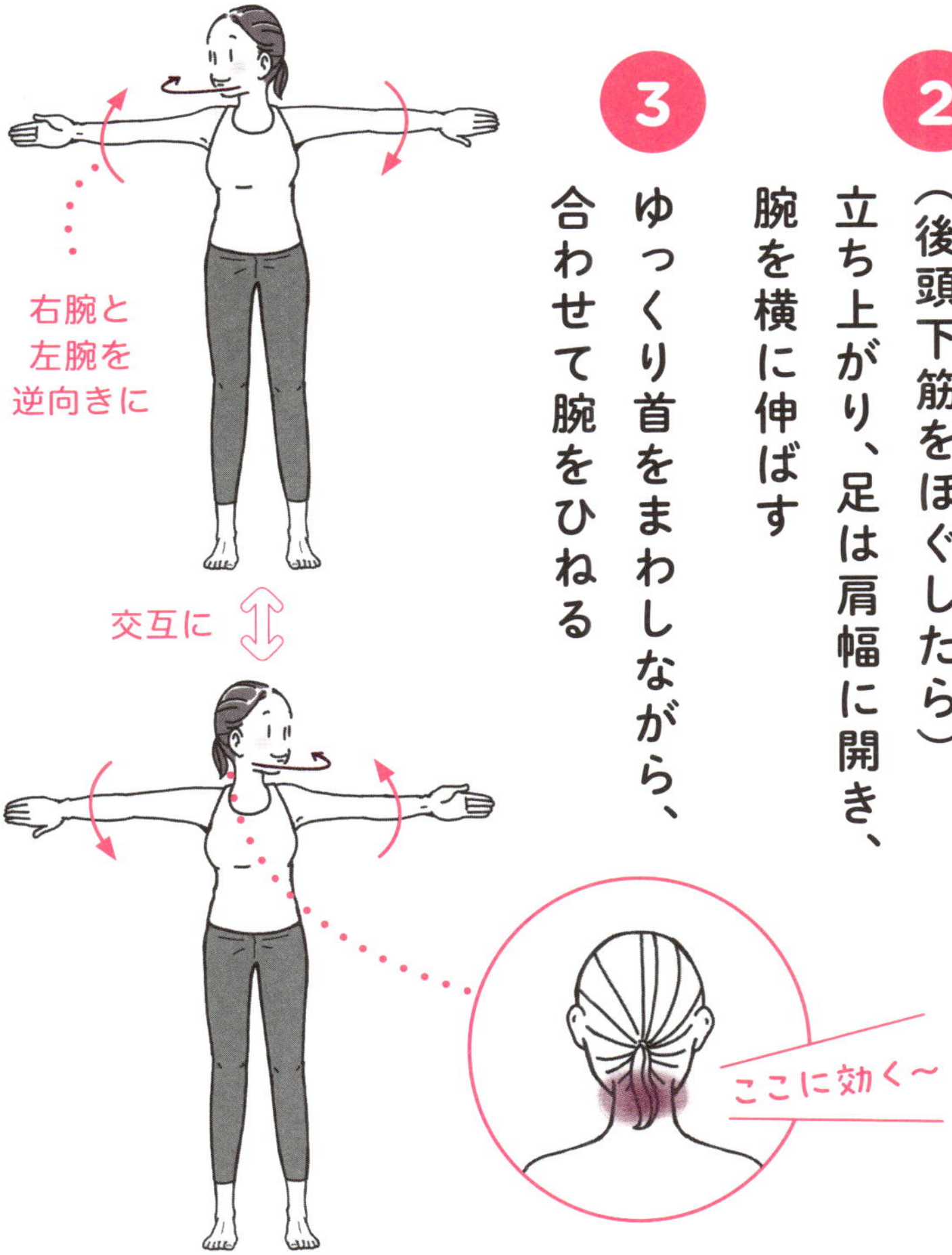
右腕と左腕を逆向きに
交互に
ここに効く〜

目安の時間
20秒

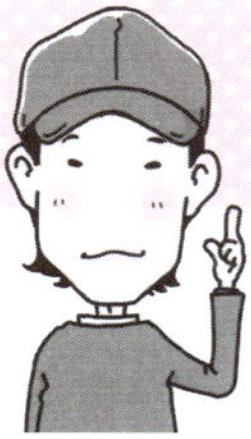

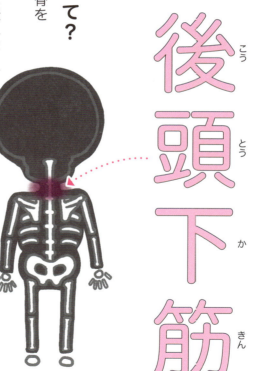

不調をリバウンドさせないために！

効かせたい部位

後《こう》頭《とう》下《か》筋《きん》

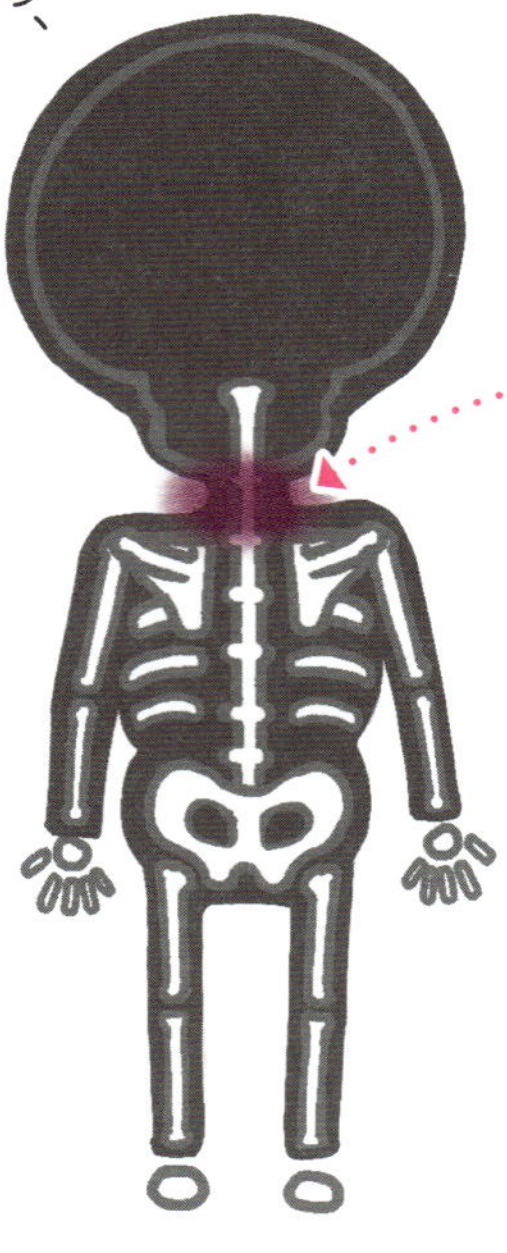

後頭下筋って？

頭の骨と首の骨をつなぐ筋肉。
頭の位置を脳に伝えたり、眼球を固定する補助をしているよ。
眼の使いすぎや姿勢不良によってこりかたまると、頭痛やめまいの原因にも……

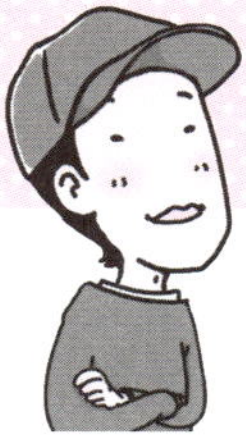

すき間時間にやってみよう！

ポイント！

後頭下筋がほぐれると、脳への血液循環がうながされ、**頭や首まわりがスッキリ〜！**

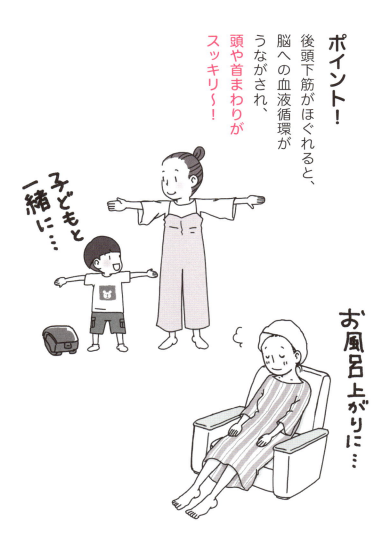

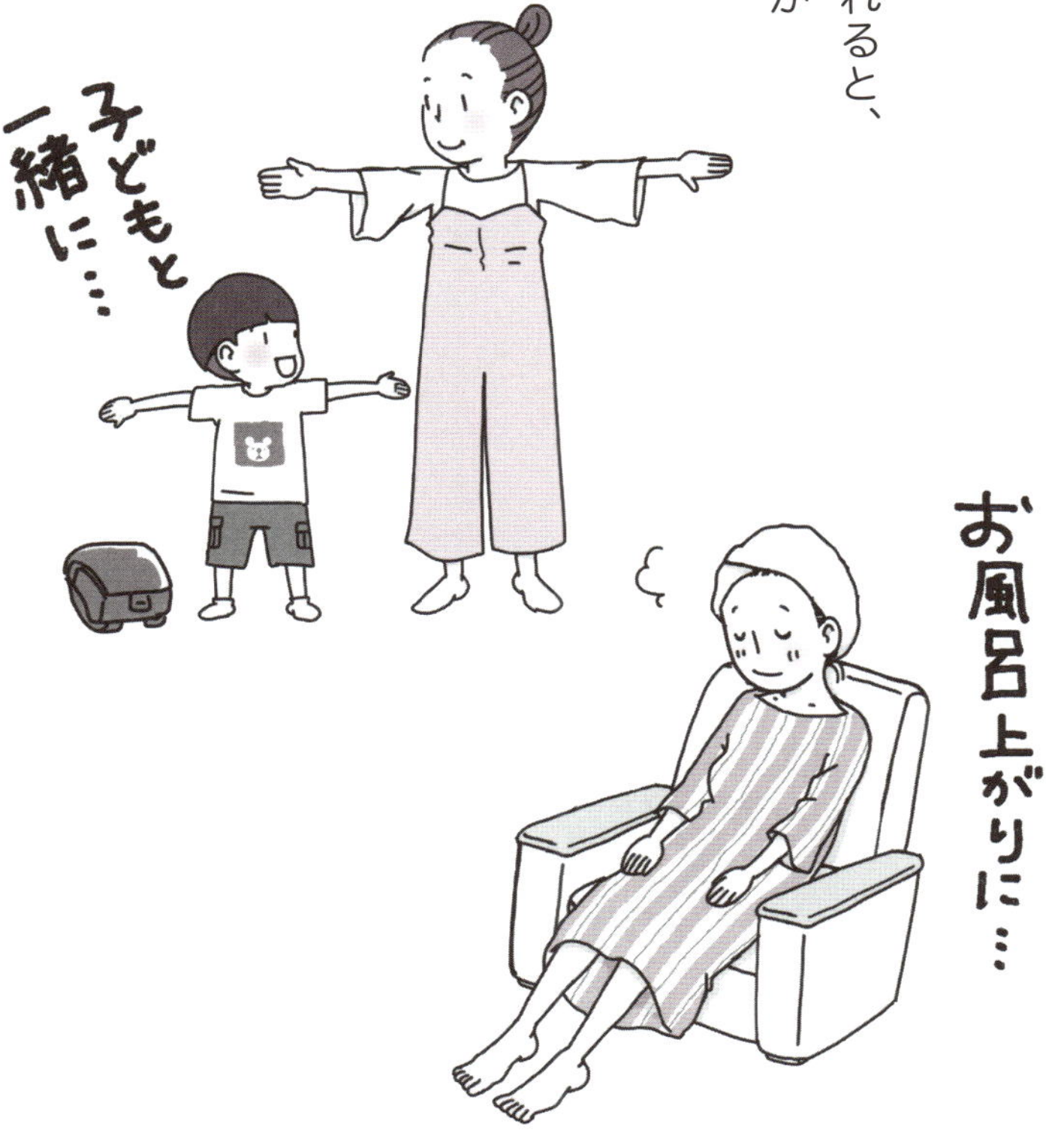
子どもと一緒に…
お風呂上がりに…

ファシリテート ストレッチ

※ファシリテートとは「身体の活動がスムーズに運ぶようにする」こと。

1 足は軽く開いた状態でイスに座り、片手を頭の上に置く

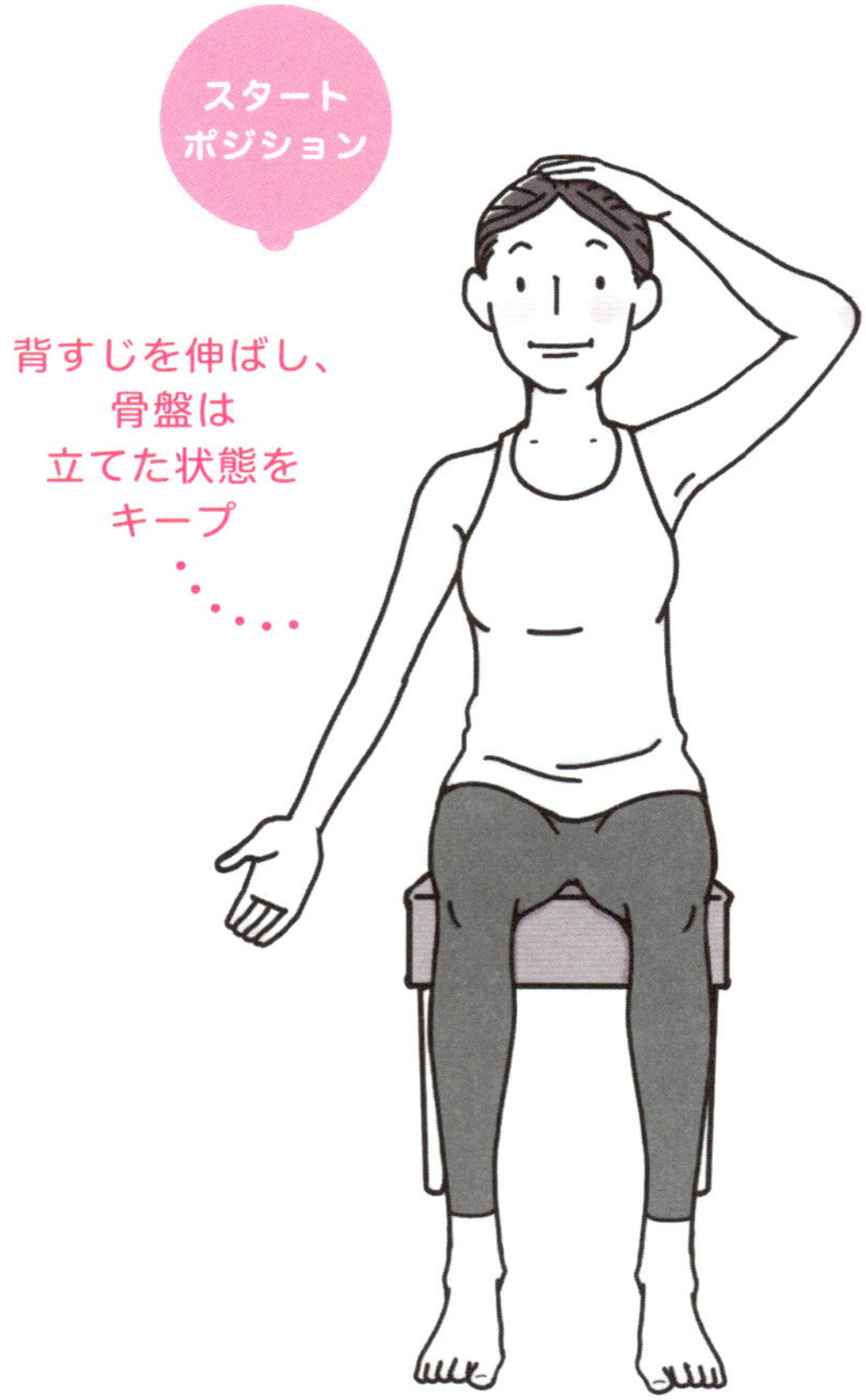
スタートポジション
背すじを伸ばし、骨盤は立てた状態をキープ

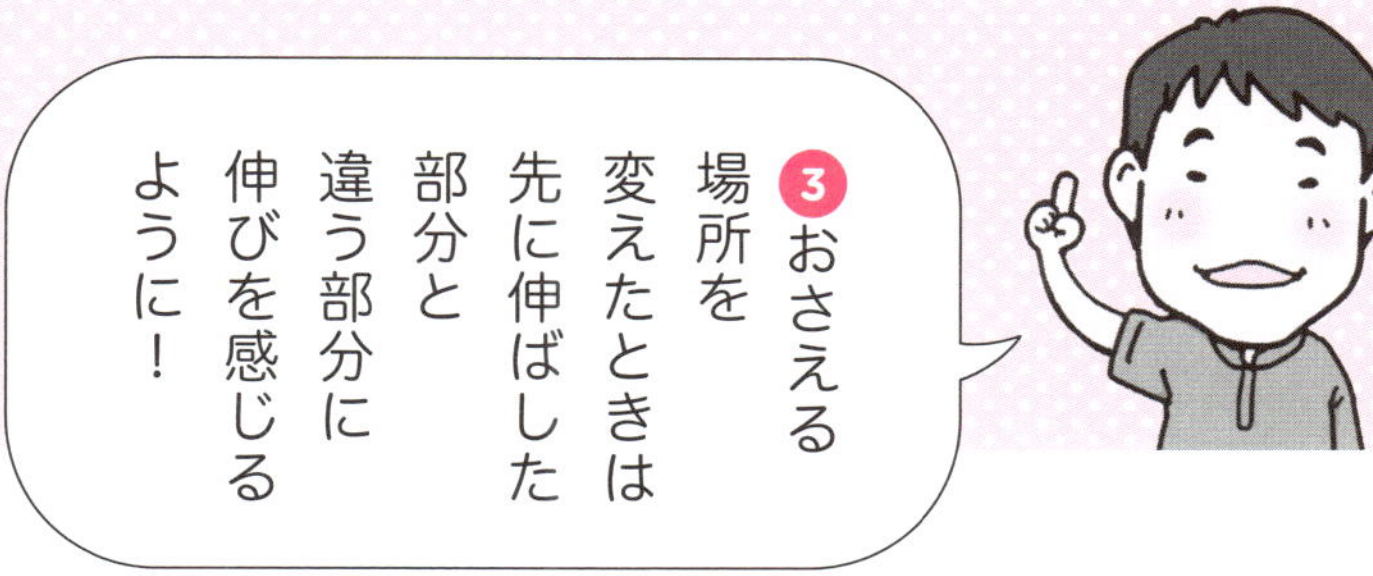
3おさえる場所を変えたときは先に伸ばした部分と違う部分に伸びを感じるように！

2

手で頭をおさえた状態で、ゆっくり首をななめ下に倒す

3

おさえる場所を変えて、ゆっくり首をななめ下に倒す

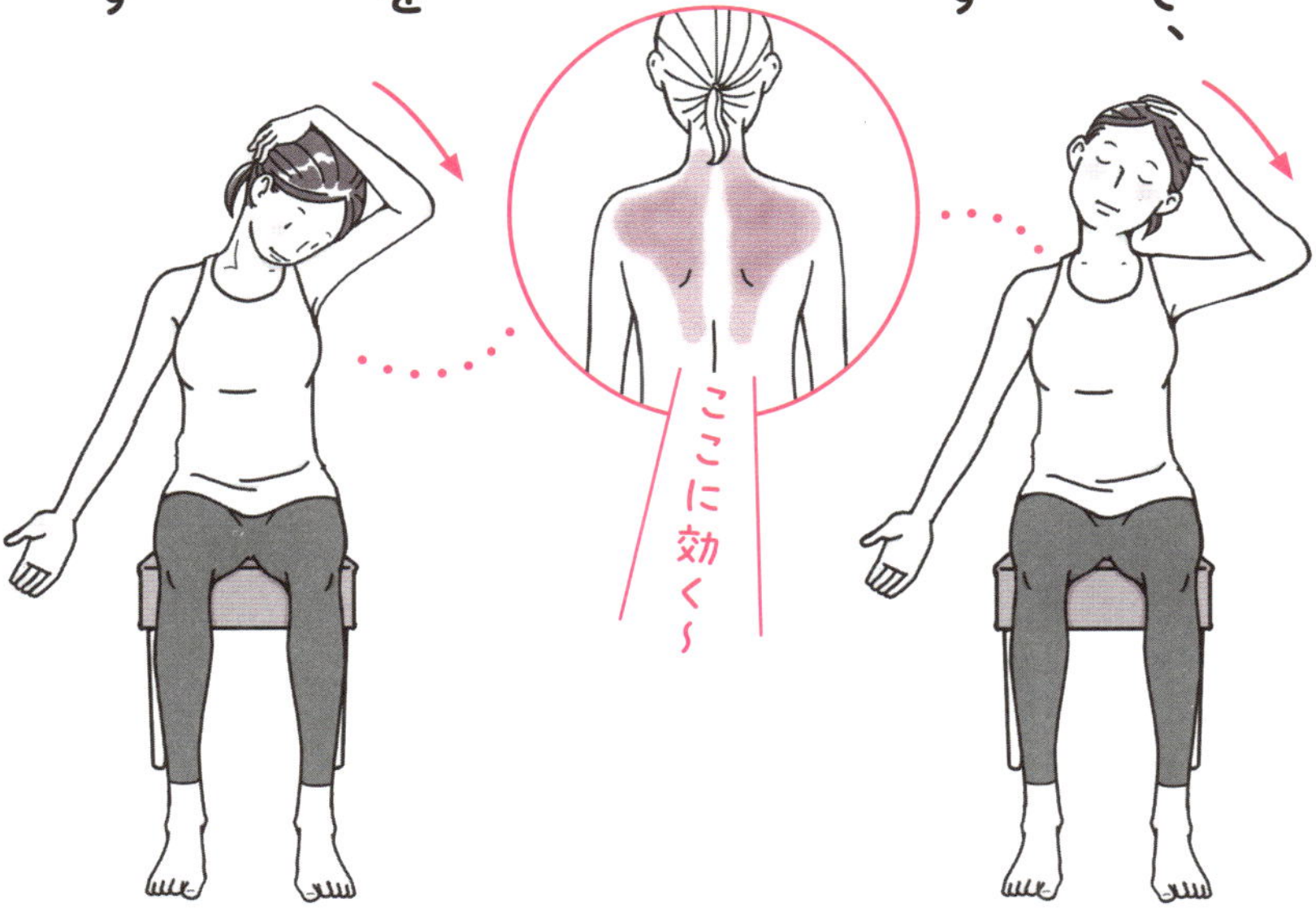
ここに効く～

目安の時間
左右８秒ずつ

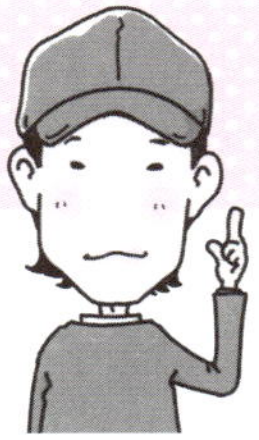

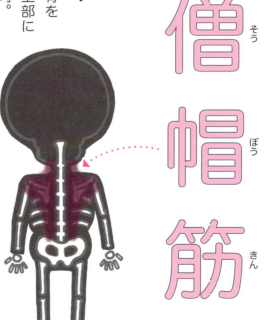

不調をリバウンドさせないために！

効かせたい部位

僧《そう》帽《ぼう》筋《きん》

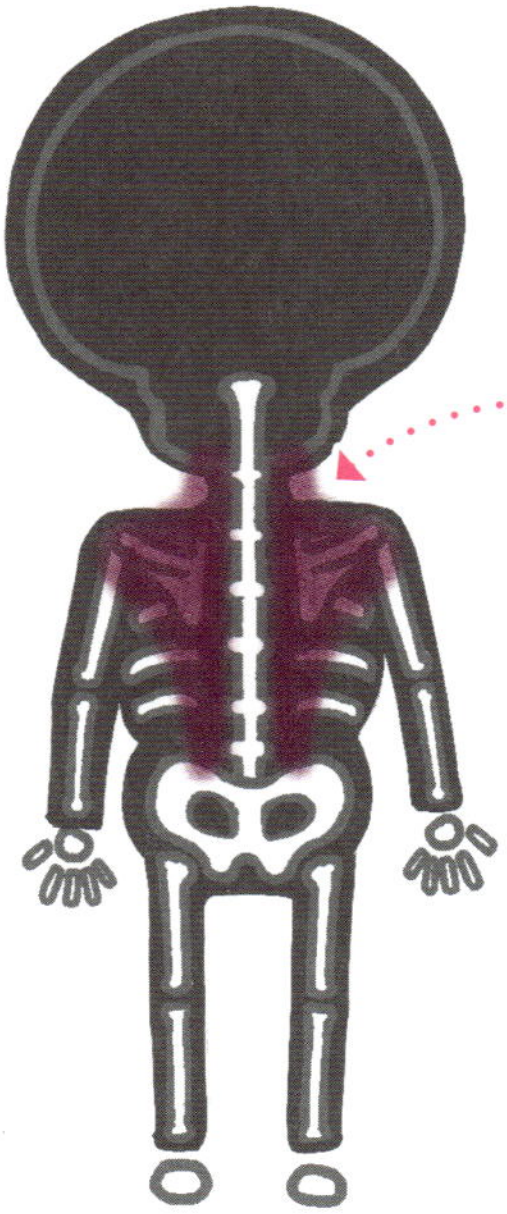

僧帽筋って？

首すじから肩甲骨を覆うように背中上部に広がっている筋肉。肩甲骨を安定させる働きがあるんだ。猫背やデスクワークで前傾姿勢が長くなると、疲弊して血行不良になりやすくなるよ～

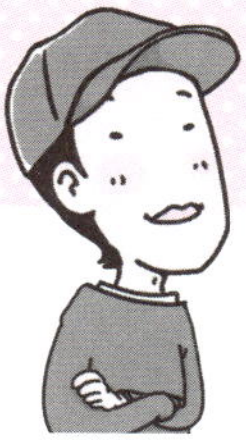

すき間時間にやってみよう！

ポイント！
血行が改善すると、
つら～い肩こりの
解消にも効果的！

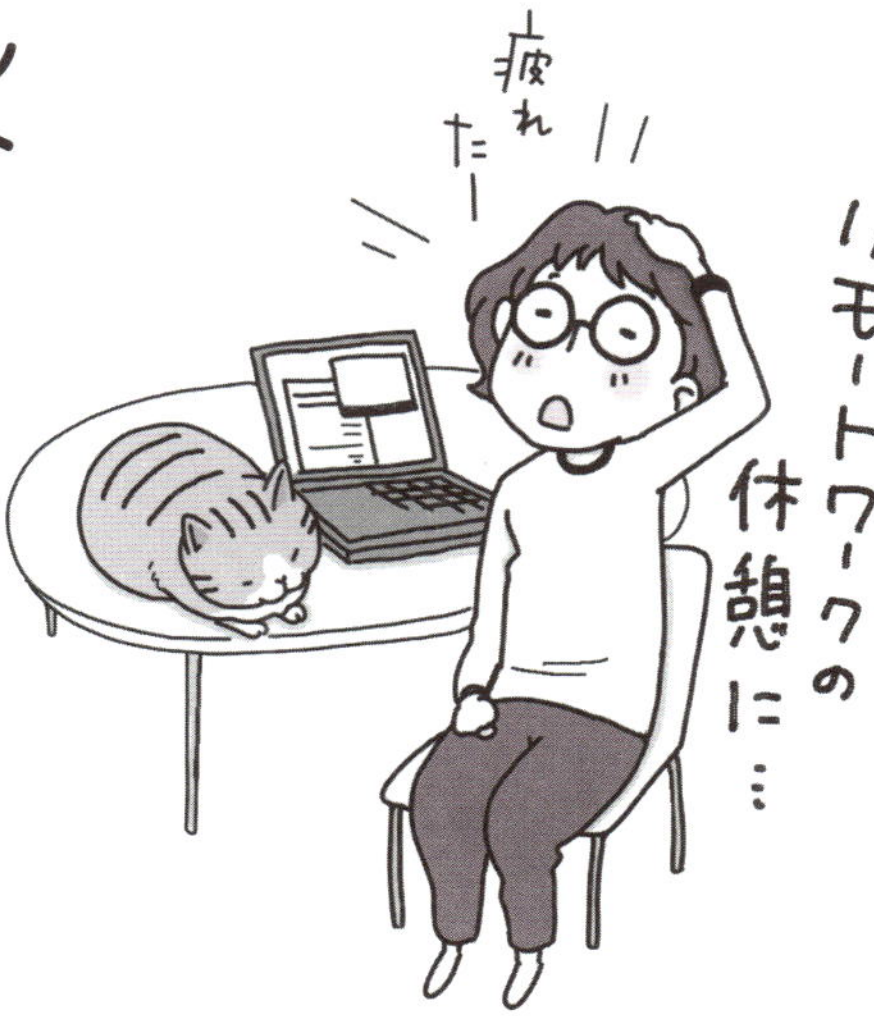
疲れたー
リモートワークの休憩に…

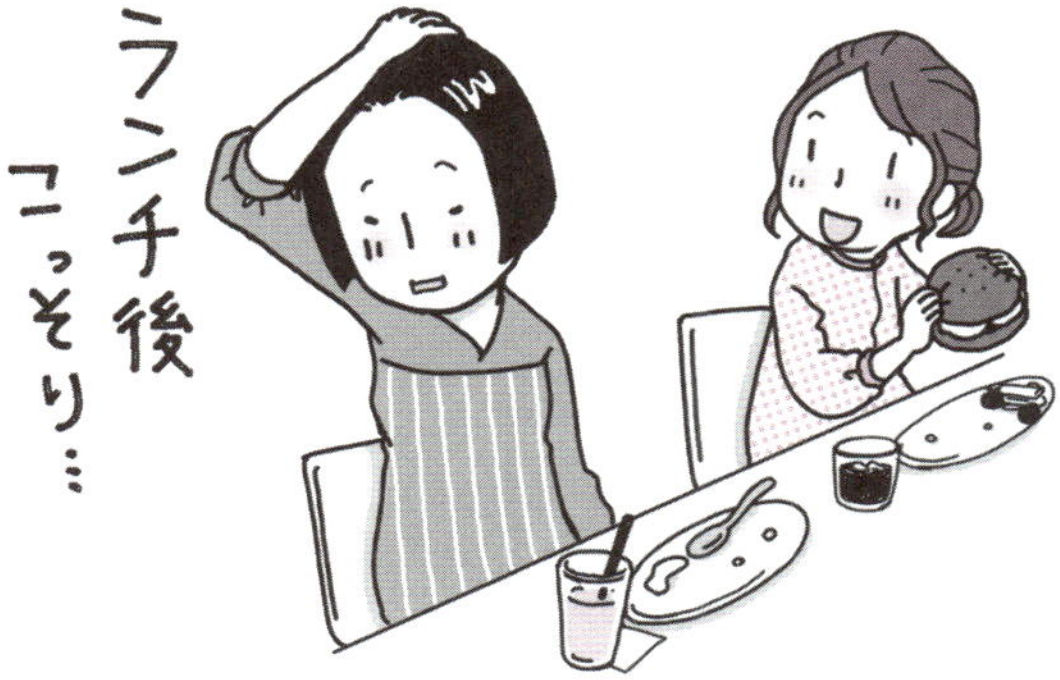
ランチ後こっそり…

肩をまわして、ストンッ！

1 足は軽く開いた状態でイスに座る

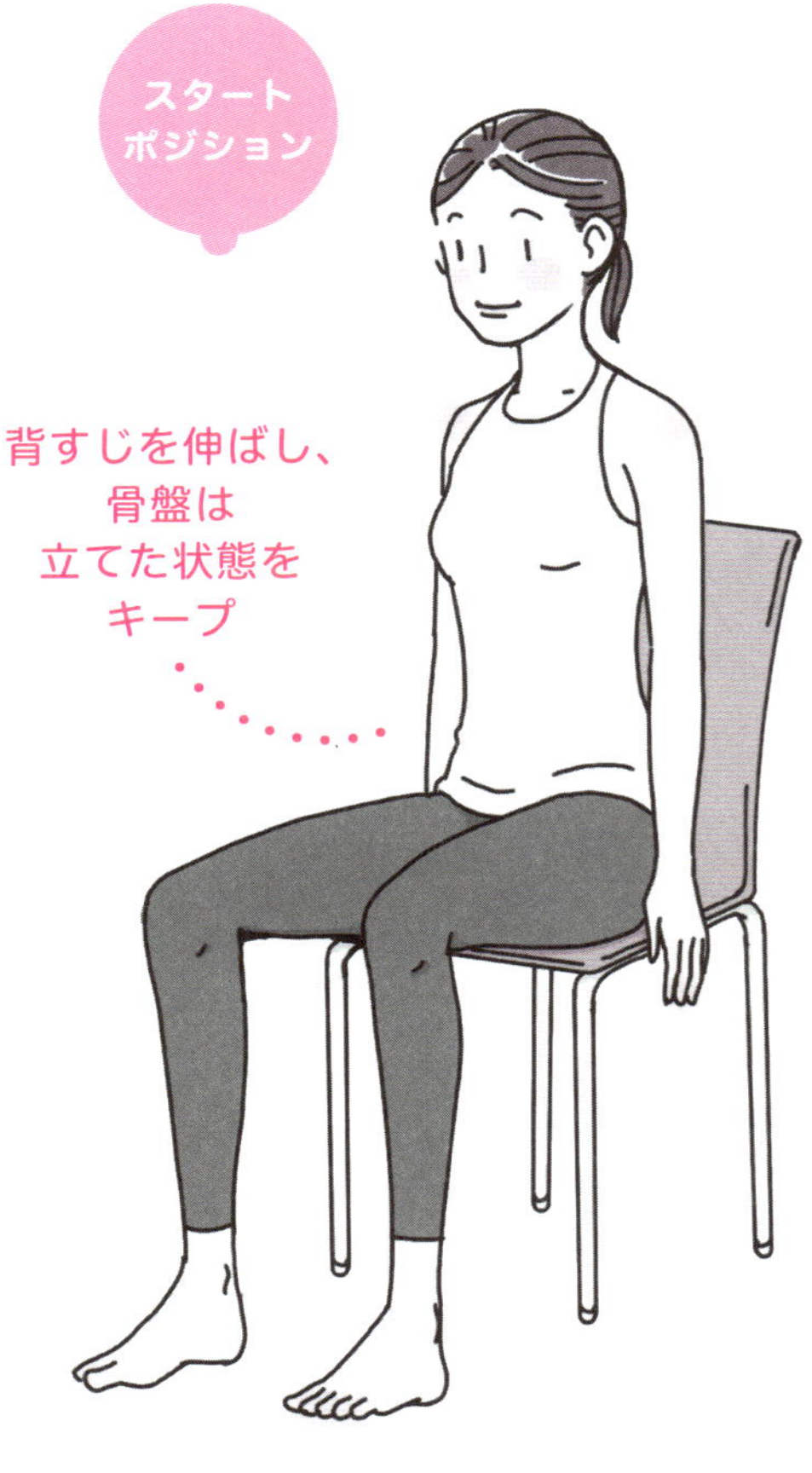
スタートポジション
背すじを伸ばし、骨盤は立てた状態をキープ

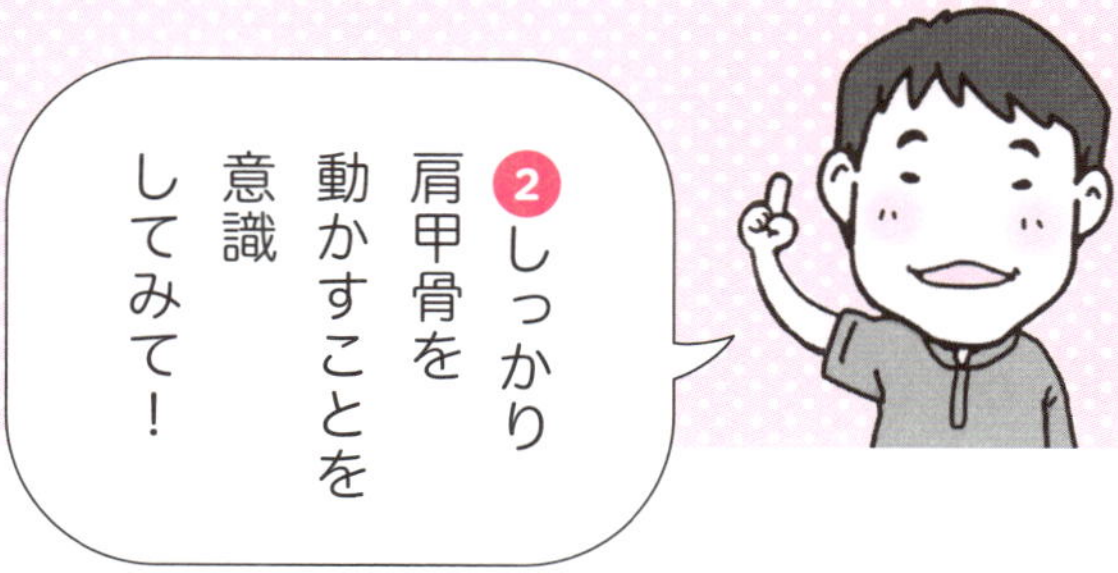
2 しっかり肩甲骨を動かすことを意識してみて！

2

肩を後ろに引き上げる

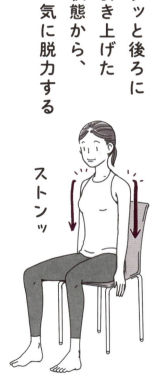

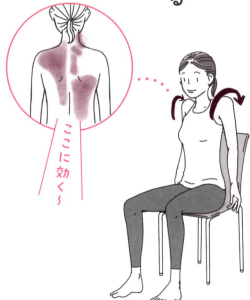

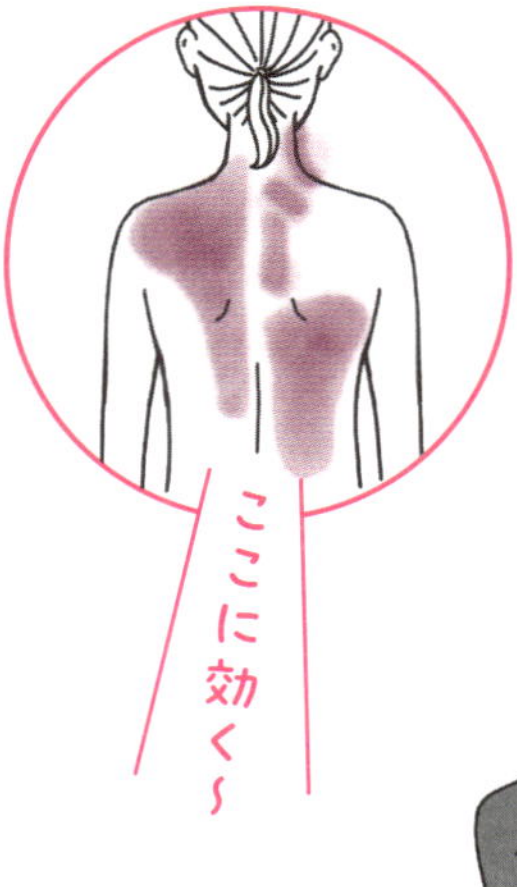
ここに効く～

3

グッと後ろに引き上げた状態から、一気に脱力する

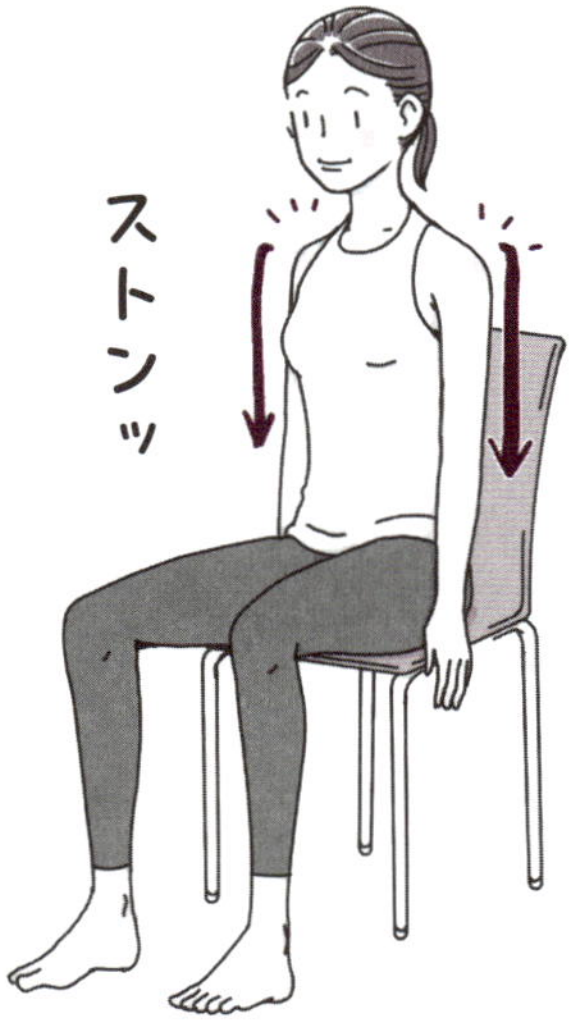
ストンッ

目安の回数
7回

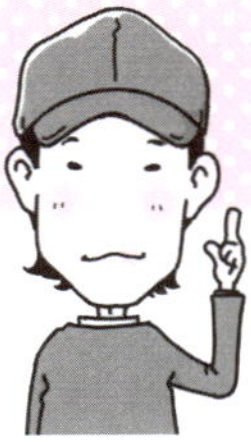

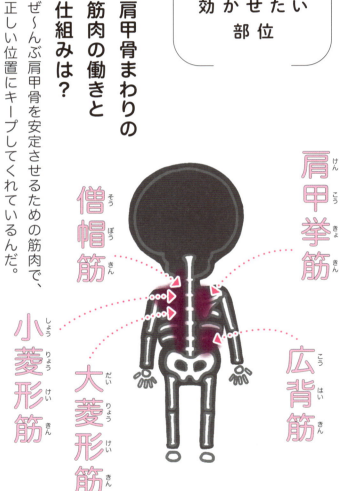

不調をリバウンド
させないために！

効かせたい
部位

肩甲骨まわりの筋肉の働きと仕組みは？

ぜ〜んぶ肩甲骨を安定させるための筋肉で、正しい位置にキープしてくれているんだ。猫背で肩が前に出てしまうと、首〜背中にかけての筋肉が緊張してけい椎にも悪影響が出ちゃう

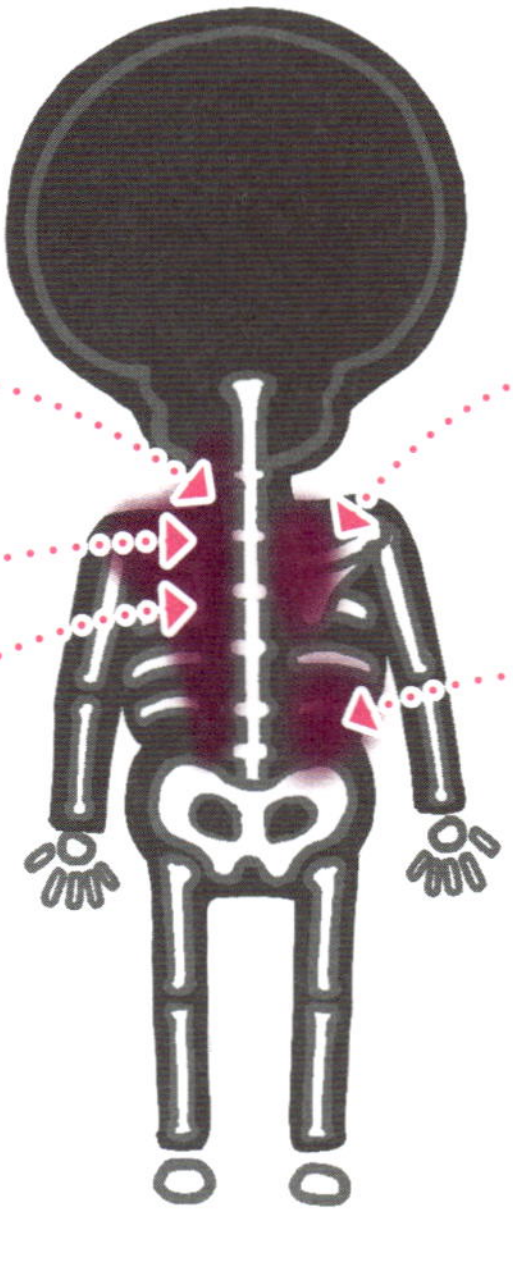

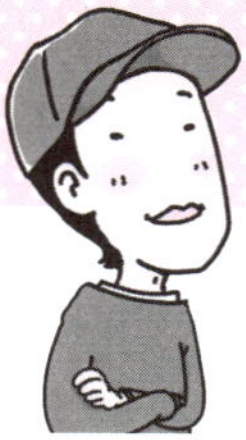

すき間時間に
やってみよう！

ポイント！

猫背を改善するには肩甲骨を正しい位置に戻すことが大切。

日ごろから肩甲骨を背骨のほうに寄せ、肩を後ろに引くよう意識して！

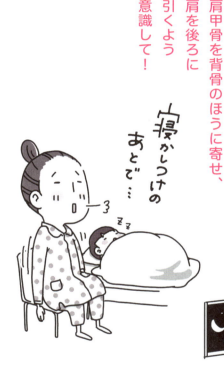

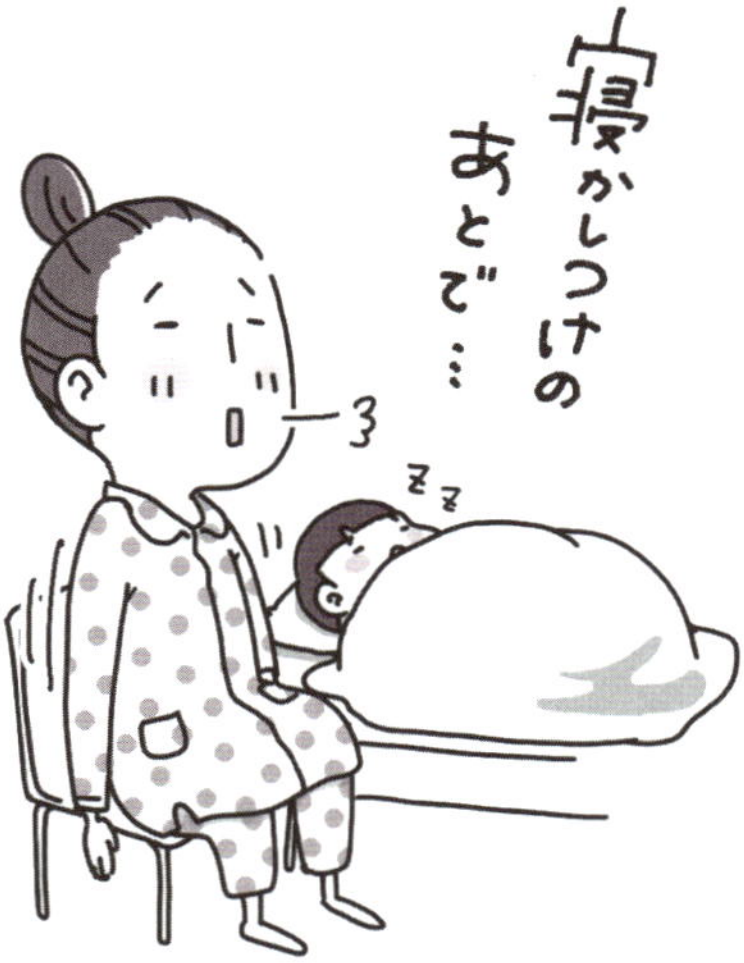
寝かしつけのあとで…

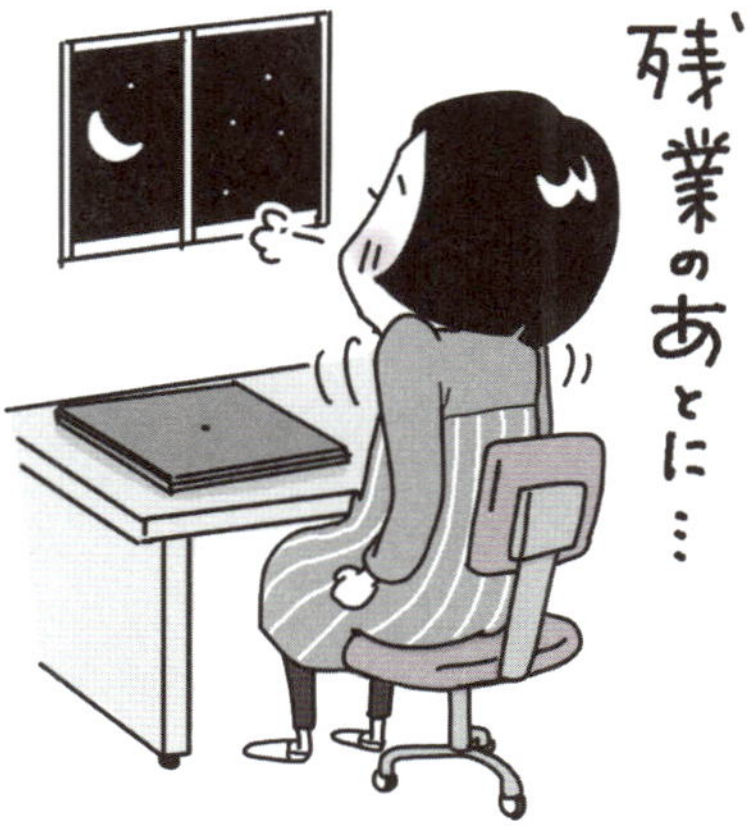
残業のあとに…

ペン・チンタックストレーニング

首こり・肩こりを改善

1 足は軽く開いた状態でイスに座る

2 ペンを持ったほうの腕を目線の高さまで上げる。そのまま10秒キープする

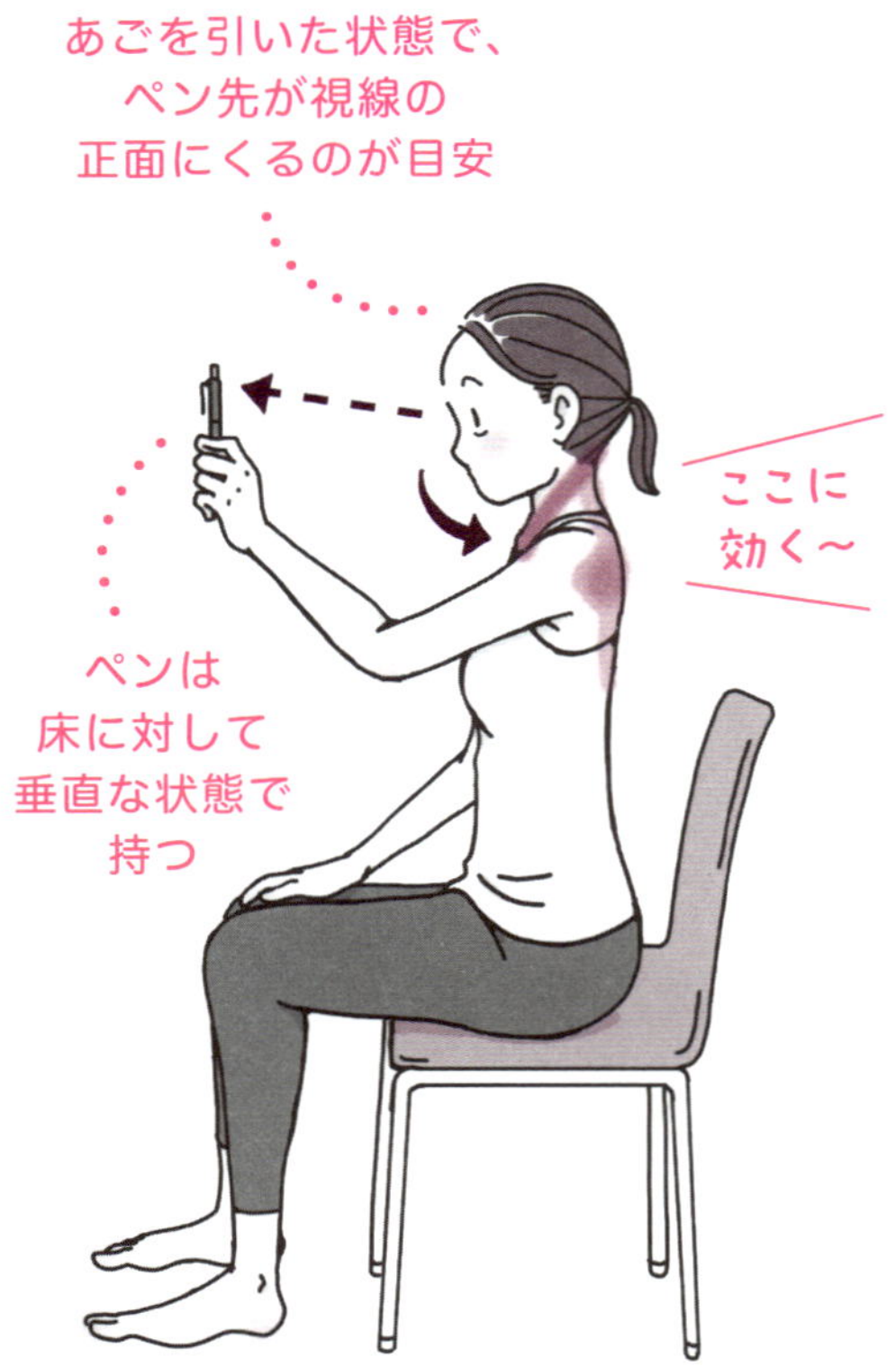

あごを引いた状態で、ペン先が視線の正面にくるのが目安
ここに効く～
ペンは床に対して垂直な状態で持つ

目安の回数
10秒×5セット

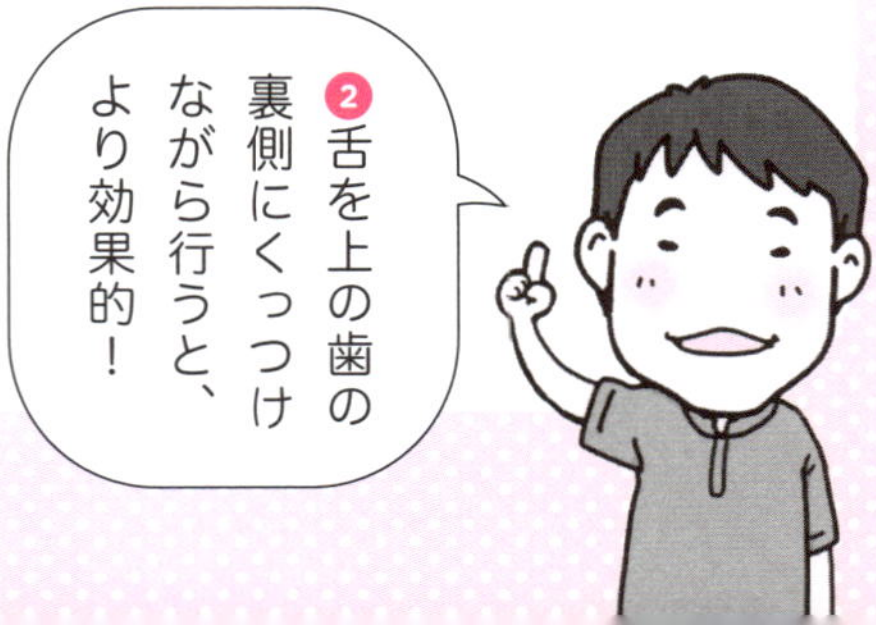

2舌を上の歯の裏側にくっつけながら行うと、より効果的！

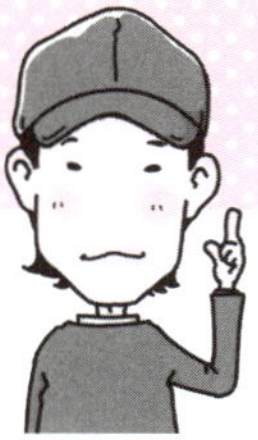

不調をリバウンドさせないために！

効かせたい部位

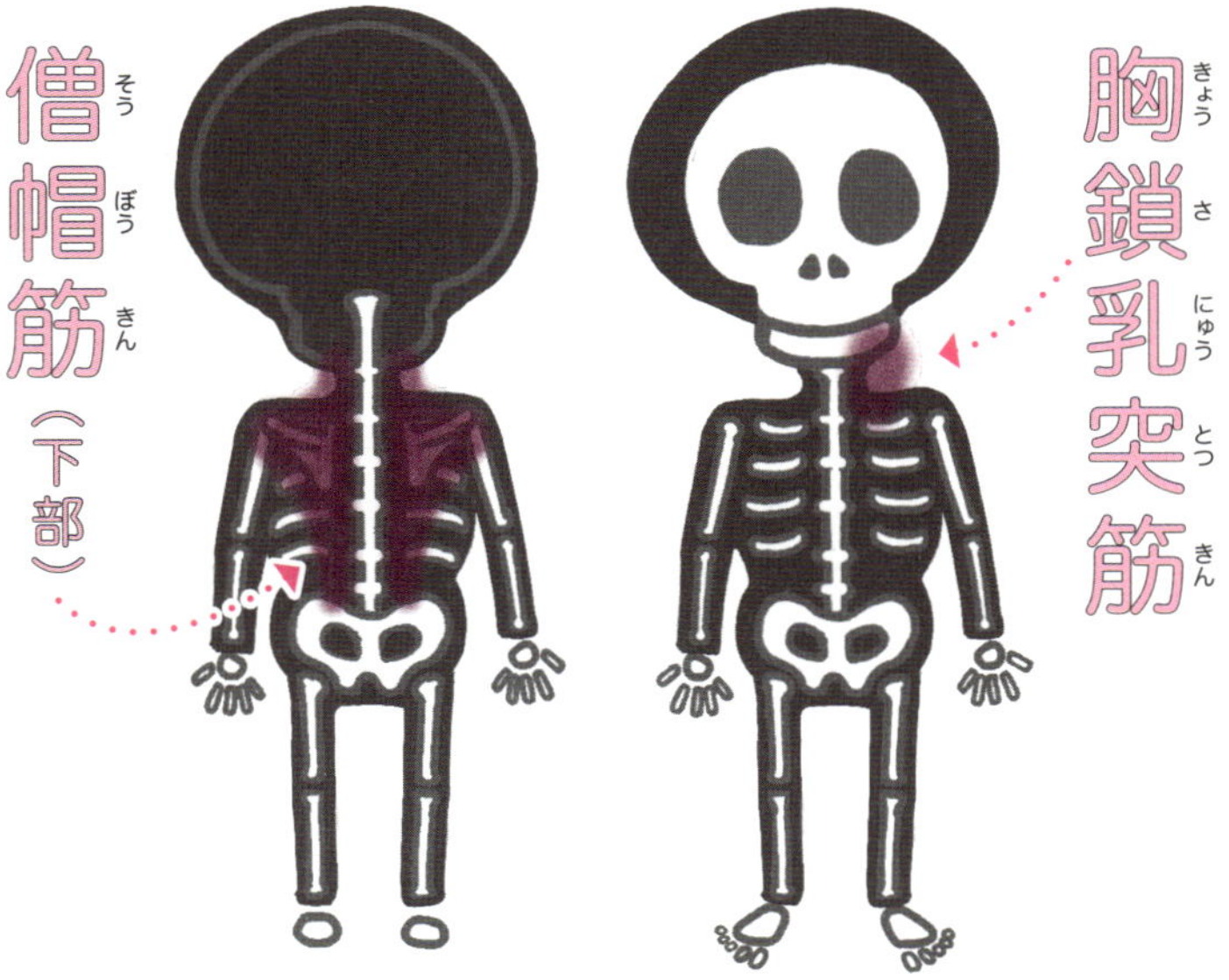

ポイント！

首の位置を正しく安定させたり、首を動かしたりする筋肉たち。日ごろからあごを引いた状態を意識することで、**けい椎の自然なカーブを取り戻そう！**

タオルを使ったストレッチ

準備するもの

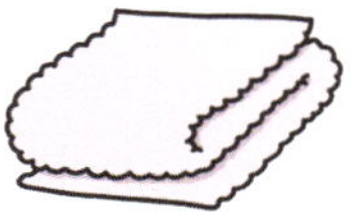

ふわっとしたタオル

1

あお向けになり、足を肩幅に開いた状態で膝を立てる。首の真ん中にタオルが当たるようにする

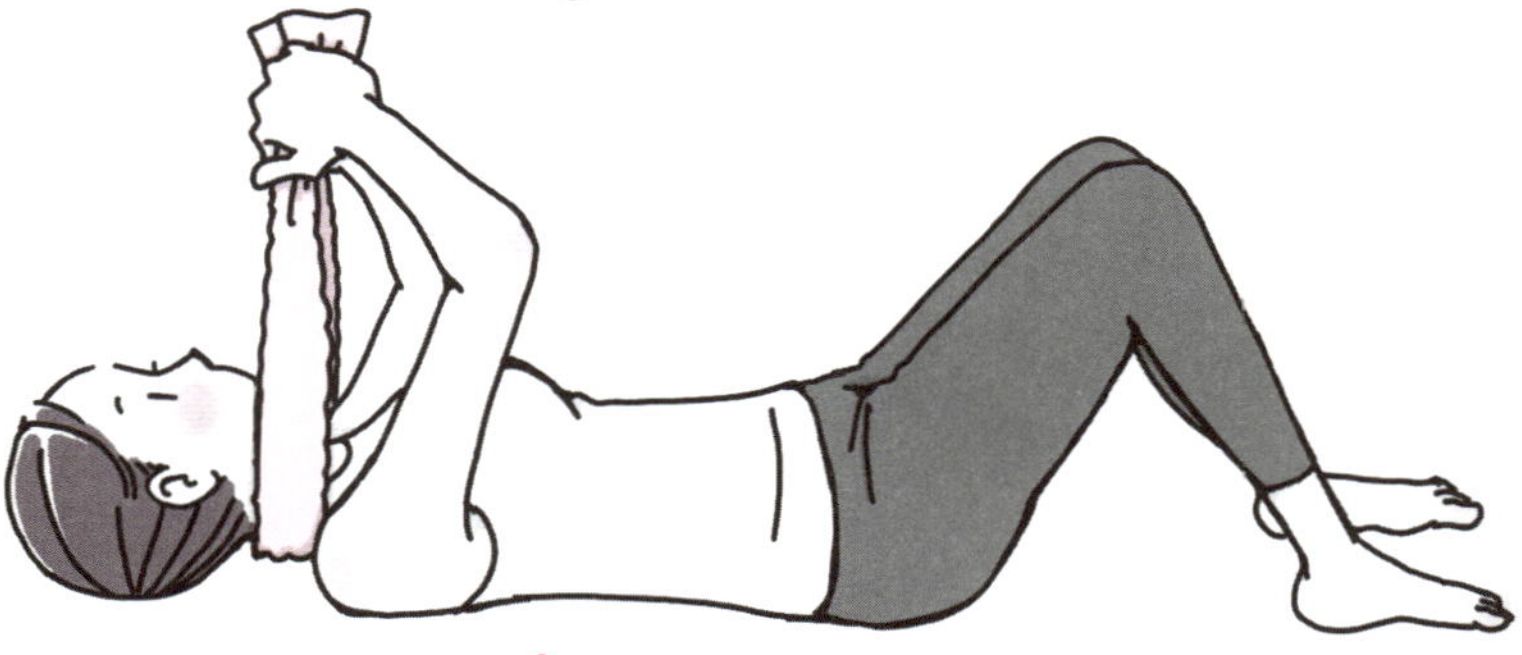

スタートポジション

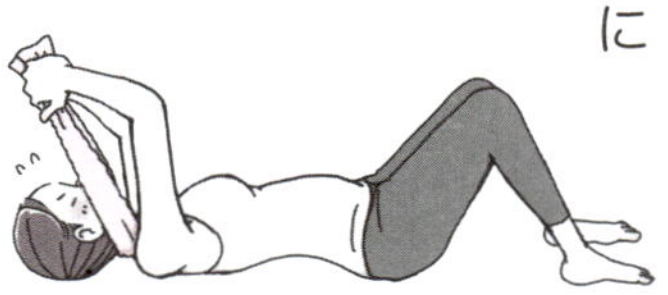
こんな姿勢はNG!
2 タオルの圧迫がきつすぎないように

2 ななめ上に向かって、ゆっくりタオルを引っ張る

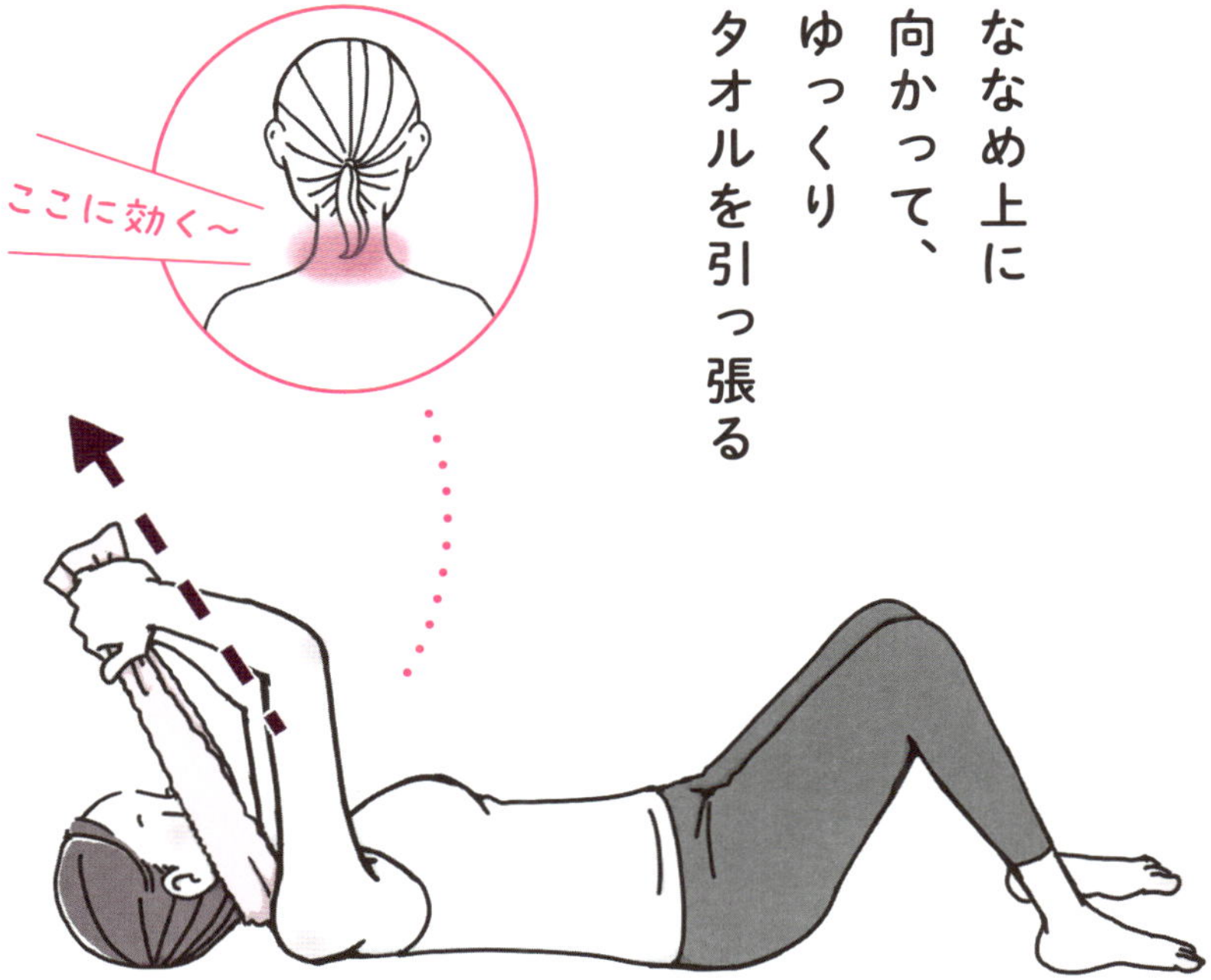
ここに効く～

2 眼の疲労がたまっている人は、ズーンと響く感じがするよ

目安の回数
30秒×2～3セット

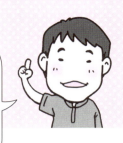

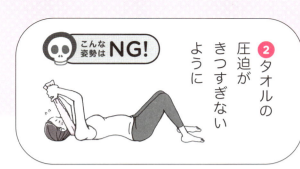

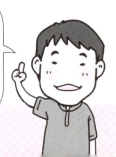

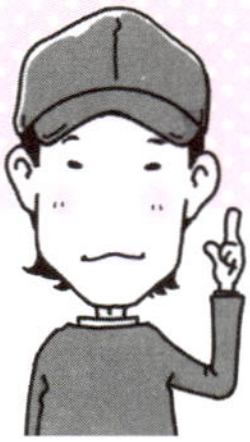

不調をリバウンド させないために！

効かせたい部位

後《こう》頭《とう》下《か》筋《きん》

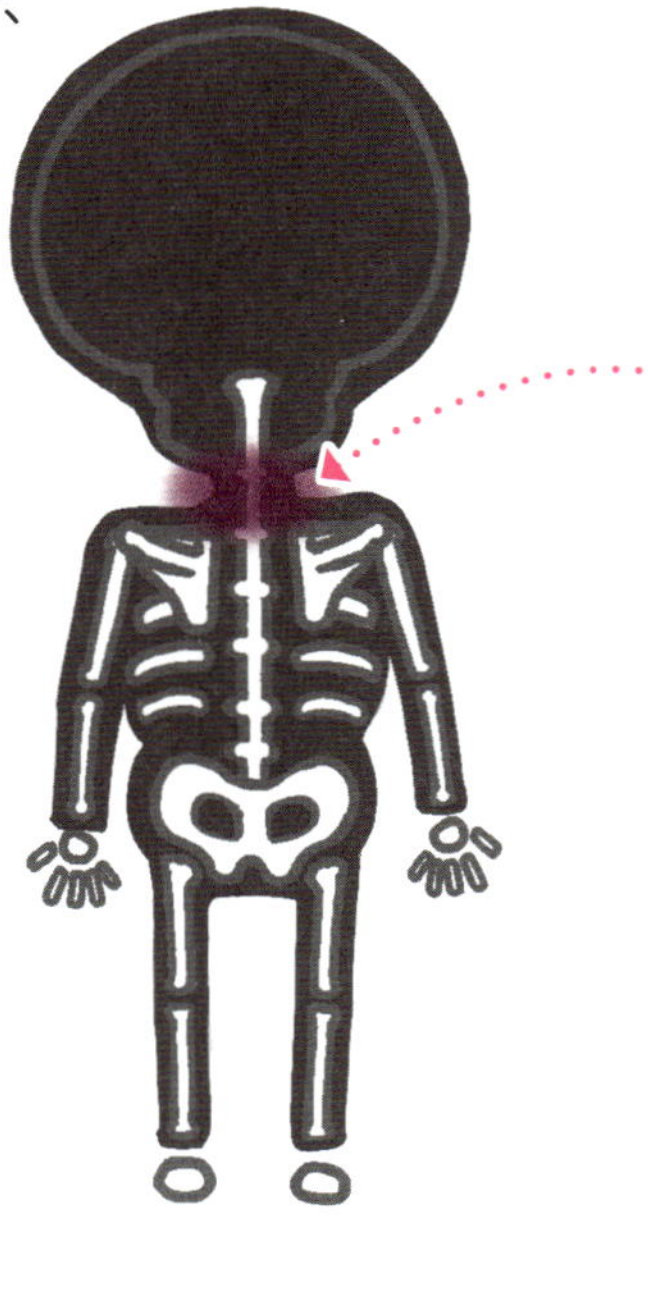

こりは自律神経の不調の原因に

首を支える筋肉だから、ここがパンパンに張ると、つら～い首こりの原因に……。後頭下筋がかたまると、自律神経系の不調にもつながりやすくなるよ

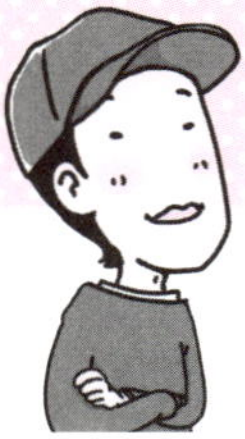

すき間時間に
やってみよう!

ポイント!

時間があるときは、
じっくりほぐして
血液の循環を
うながしてあげて!

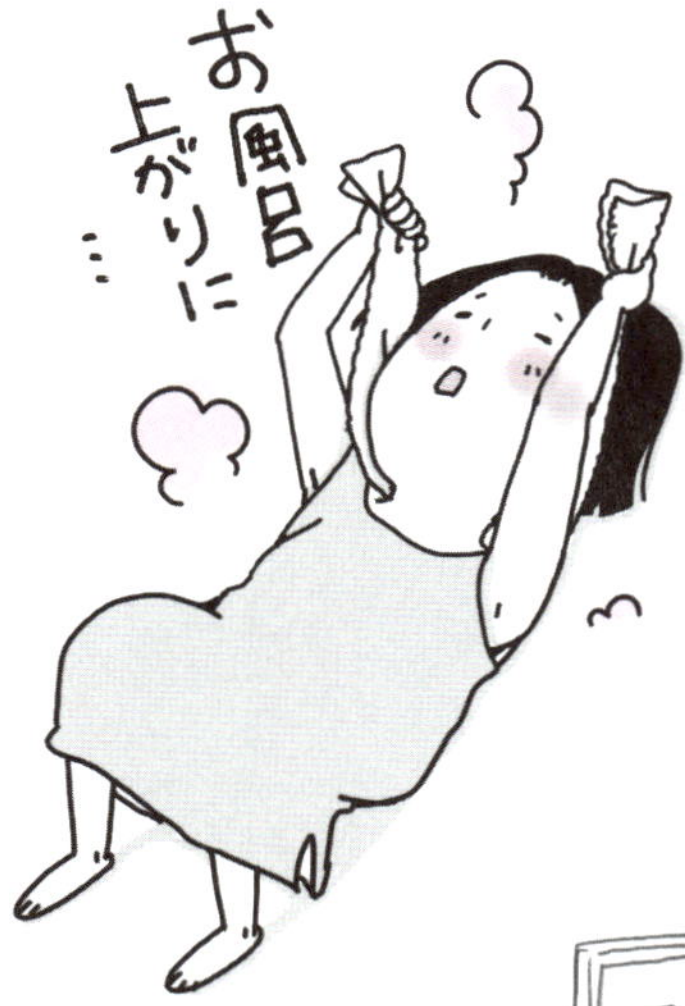
お風呂
上がりに
…

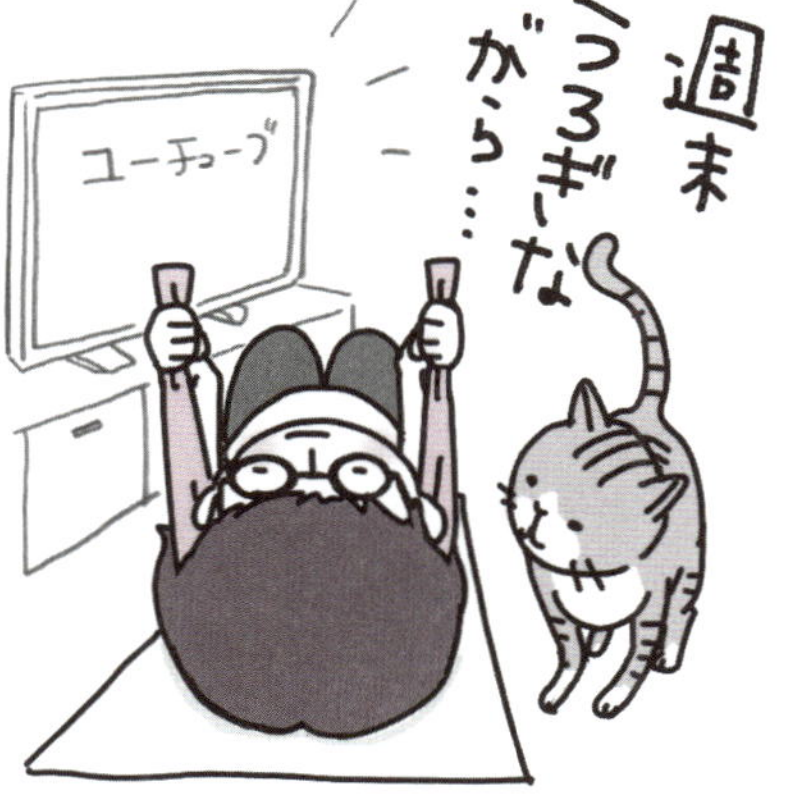
週末
くつろぎ
ながら…
ユーチューブ

ウォール・ストレッチ

1
壁を背にしてあごを引き、足を肩幅に開いて立つ

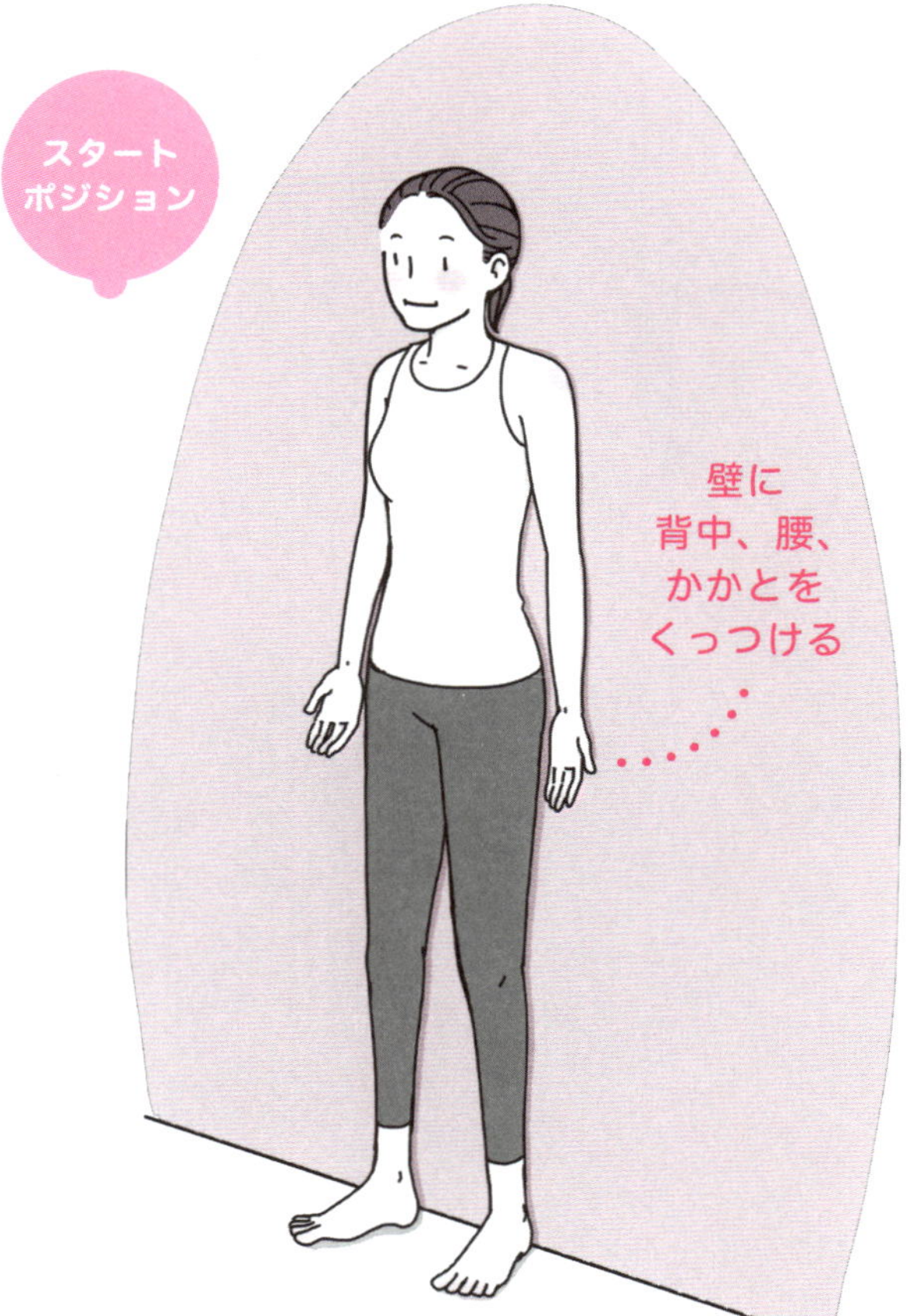
スタートポジション
壁に背中、腰、かかとをくっつける

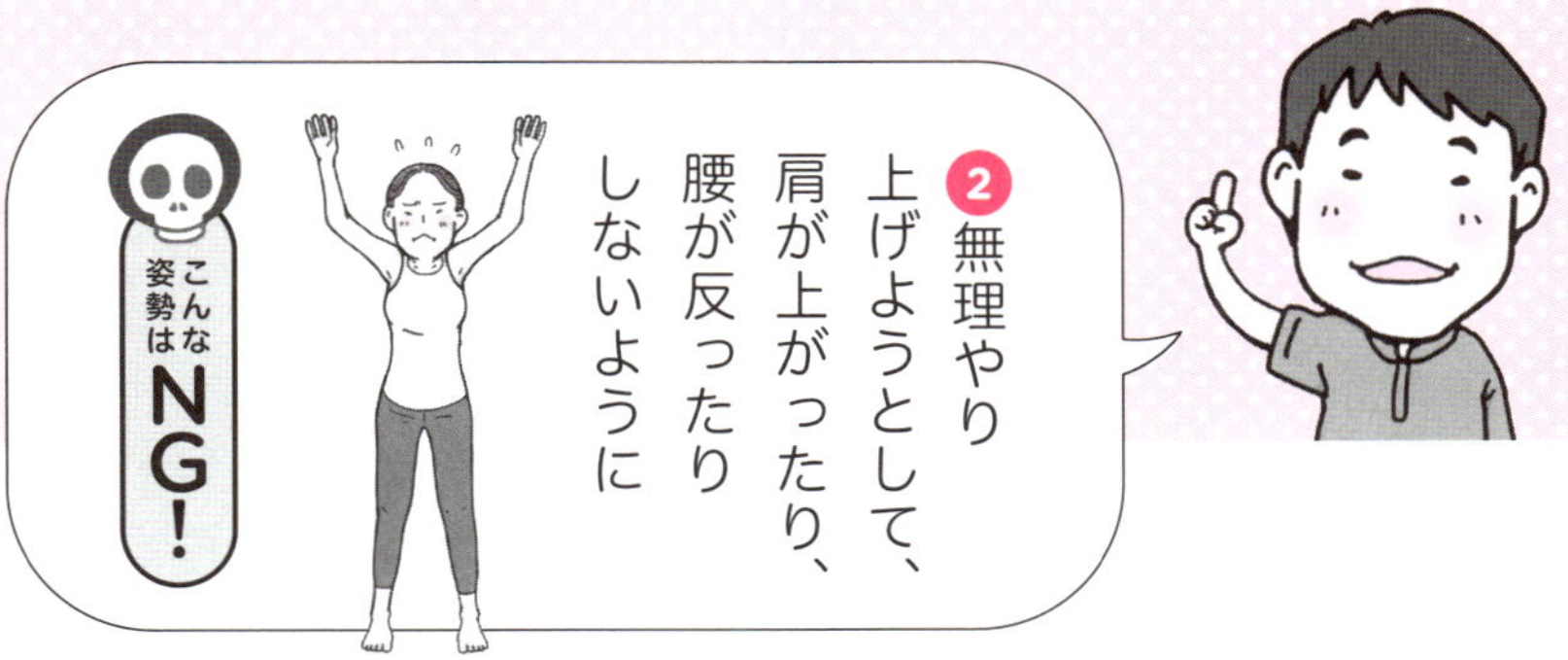
こんな姿勢はNG!
2 無理やり上げようとして、肩が上がったり、腰が反ったりしないように

2 腕を横に真っ直ぐに伸ばした状態から、ゆっくり腕を上げ下げする

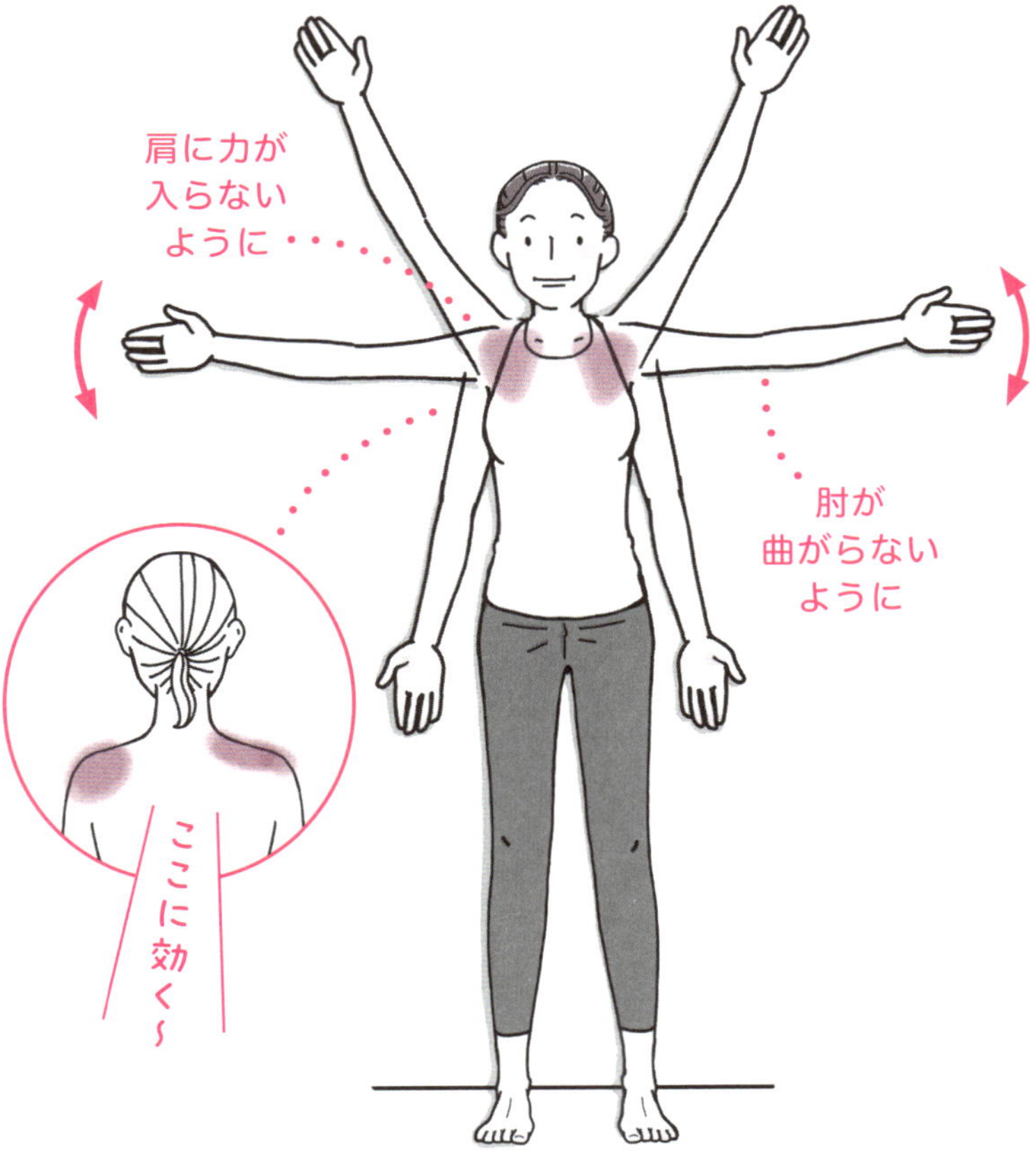
肩に力が入らないように
肘が曲がらないように
ここに効く〜

目安の回数

30秒×2〜3セット

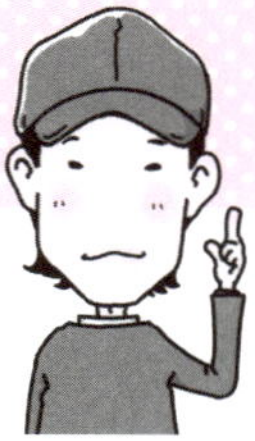

不調をリバウンドさせないために！

効かせたい部位

肩関節の動きが鈍いと…

下の3つは肩関節の動きに大きく関係している筋肉で、肩甲骨にも関与しているんだ。肩関節の動きが悪くなっていると、肩甲骨の動きにも支障が出て、つら〜い肩こりの原因に……

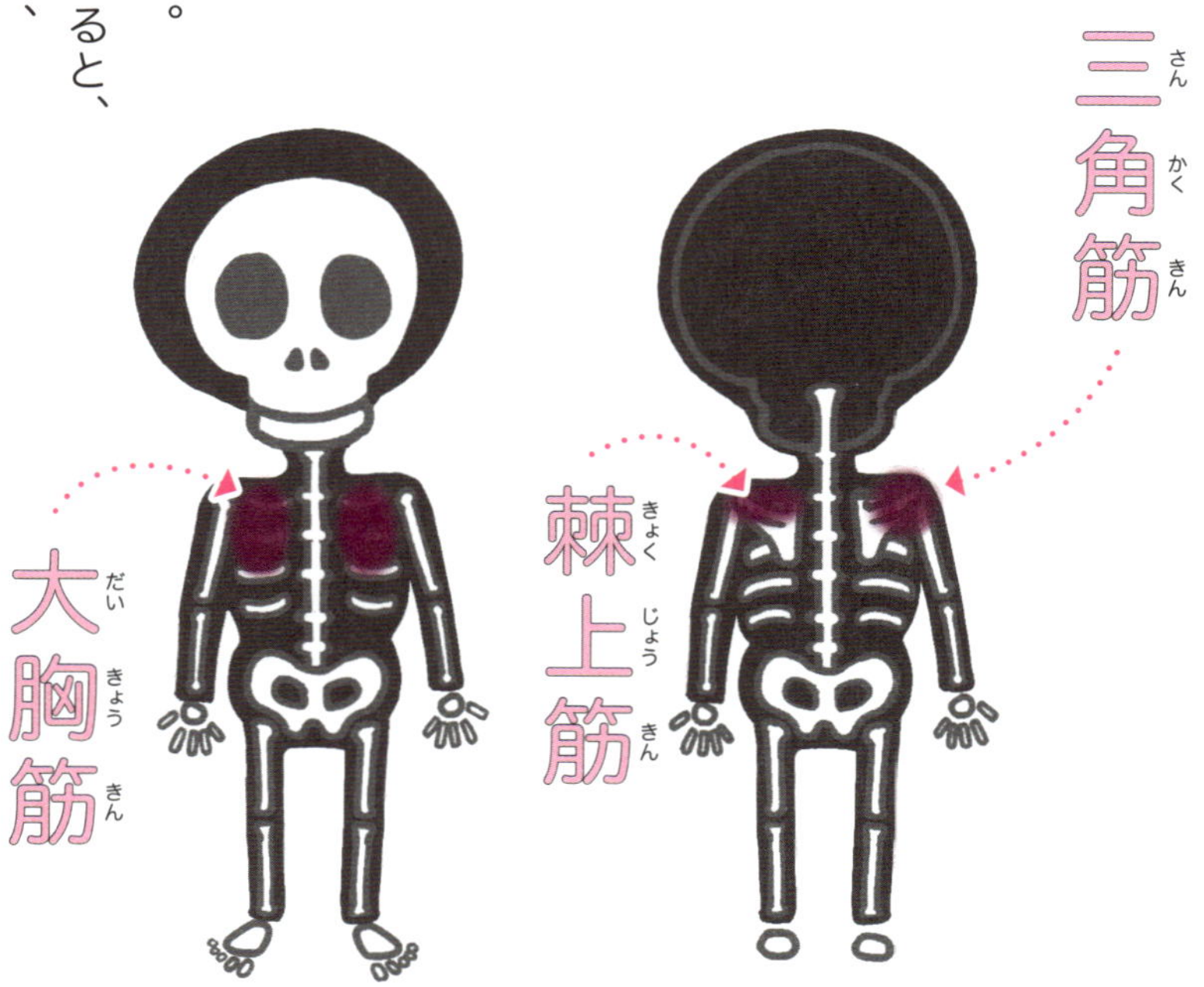

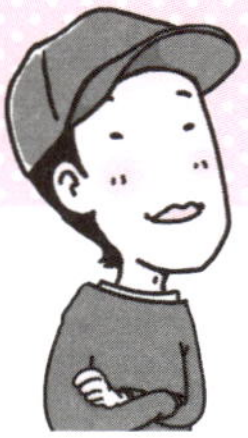

すき間時間に
やってみよう！

ポイント！

腕を大きく動かして
背中の筋肉を
刺激すると、
肩甲骨がスムーズに
動くようになるよ！

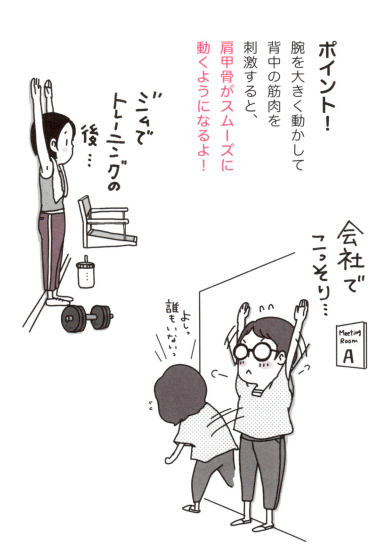

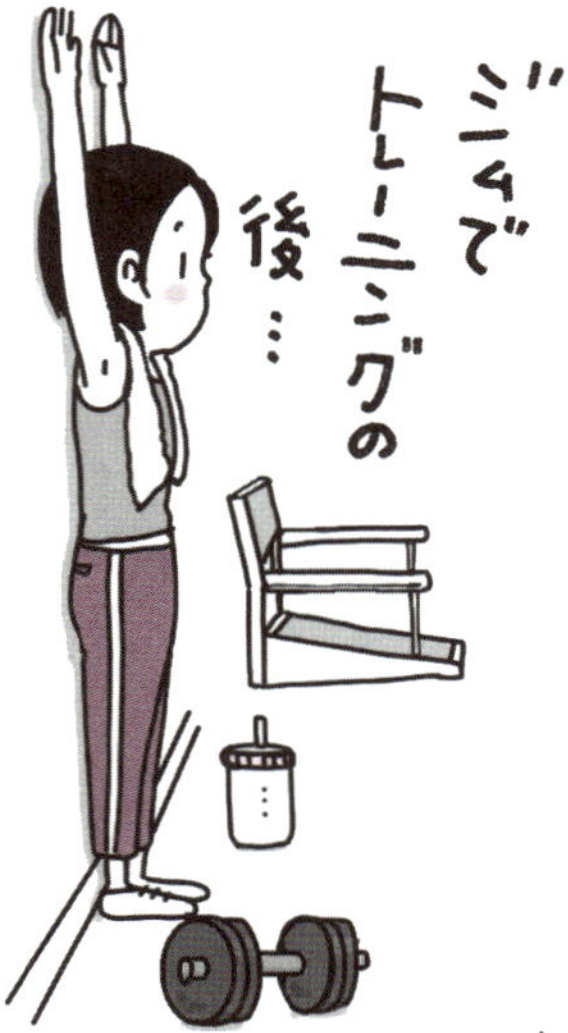
ジムでトレーニングの後…

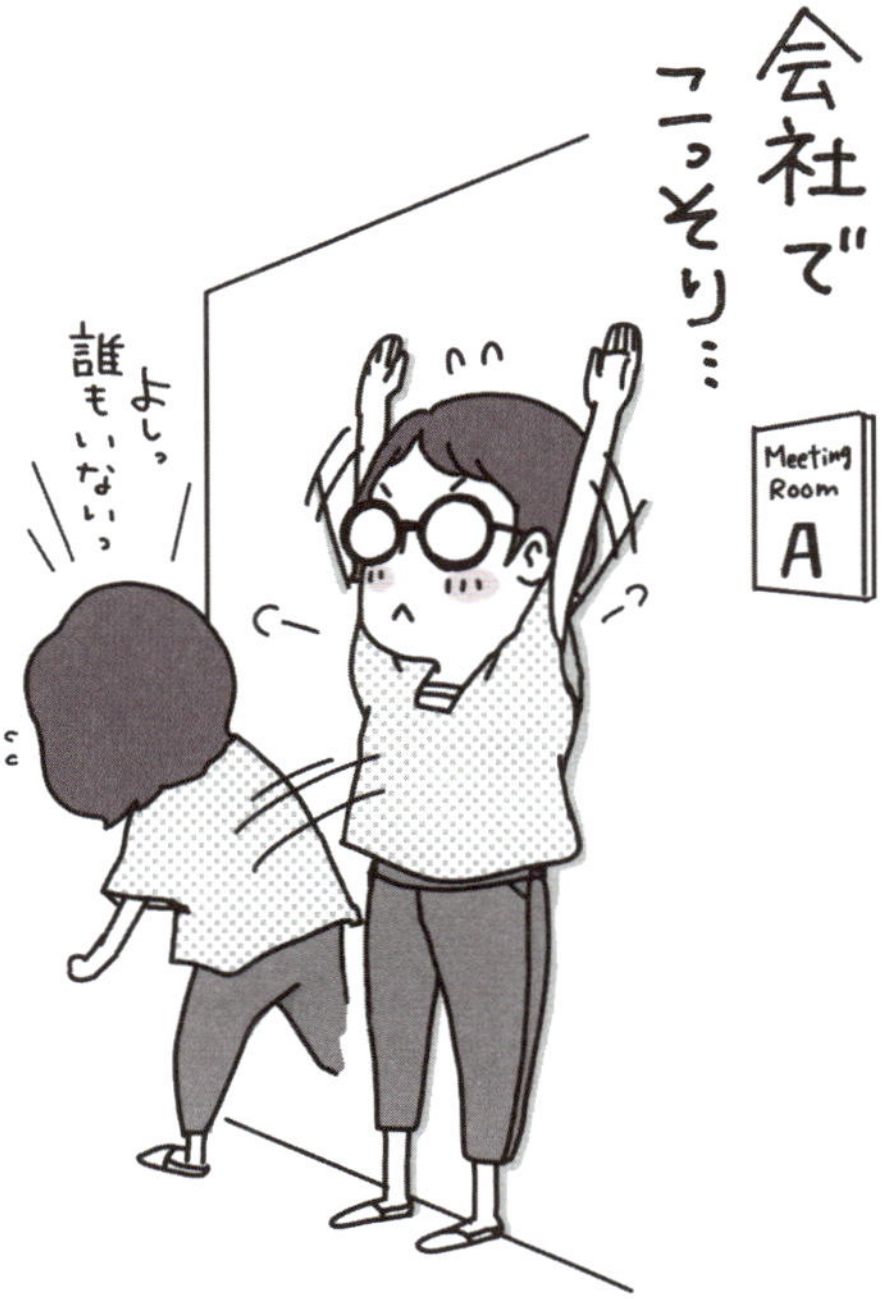
会社でこっそり…
誰もいないっ
よしっ
Meeting Room
A

SEBONE COLUMN-1

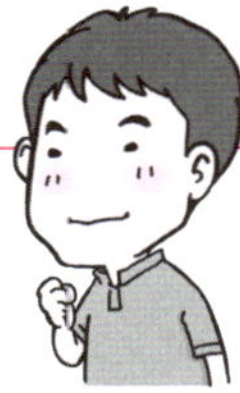

自律神経って何？

自律神経は生命を維持するためには欠かせない大切なシステムです。その名のとおり、自分の意思とは関係なく24時間365日、身体のバランスを“自動的に”調整し続けてくれています。

例えば、自律神経が働いているおかげで、私たちは呼吸ができたり、心臓で血液が循環したり。消化や排せつ、汗や涙の調整などの生命活動にも関与しています。ほかにも、寝ているときに呼吸や心臓が止まることはなく、ご飯を食べると自動的に胃腸で消化活動が始まる。外が暑くなれば汗をかいて体温が上がりすぎないようにし、寒くなれば血管を収縮させて熱が逃げないように調整する。これらはすべて、自律神経の働きによるものです。

さまざまなストレスがあふれる環境下で、心身のバランスを健康な状態に保つには、自律神経にうまく働いてもらうことが大切なのです。

自律神経には交感神経と副交感神経があります。交感神経はおもに日中の活動時に働くアクセルのような役割、副交感神経はリラックス時に働くブレーキのような役割をしています。

少し難しいかもしれませんが、それぞれが活発に働いていることを「優位」と表現します。これはどちらかいっぽうのスイッチだけが100％入っているというわけではなく、どちらかが少し多めにがんばっているというイメージ。基本的に、交感神経と副交感神経の両方が働いていますが、時間帯や環境の変化、受けるストレスによってシーソーのようにバランスを取りながら機能しています。

大切なのは2つの自律神経がバランスよく働くということ。活動すべきときや、がんばりたいときには交感神経優位となり、休むべきときや、リラックスしたいときには副交感神経優位になる、といったようにうまく切り替わることが理想的。「自律神経の乱れ」というのは、交感神経と副交感神経がうまく機能しなくなっている状態を言います。

あとで出てきますが、自律神経は背骨と深い関係があります。おそらく自律神経が乱れて体調の悪い人は、背骨がゆがんで姿勢が悪く、身体のバランスも乱れている人が多いかもしれません。

chapter.2

猫背を改善したい人の「背骨リセット」

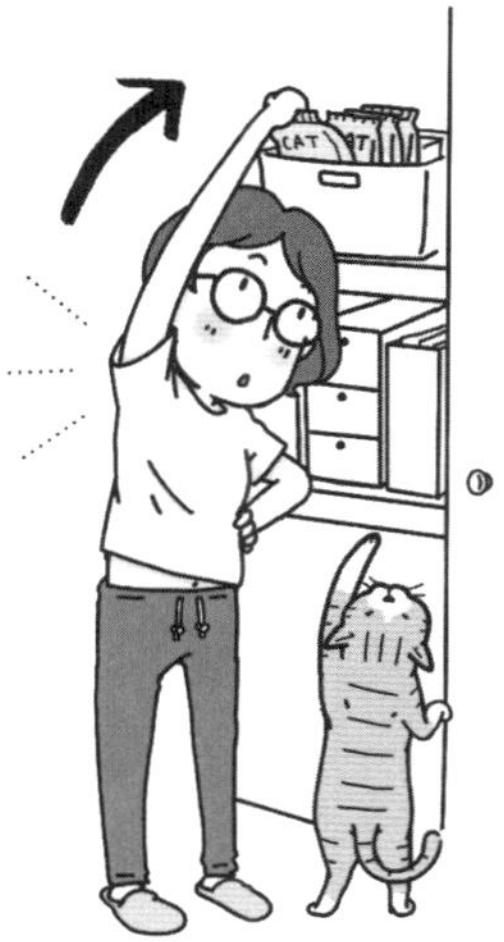

お尻のストレッチ

猫背を改善

1

イスに座り、イラストのように片足をもう片方の足にのせる

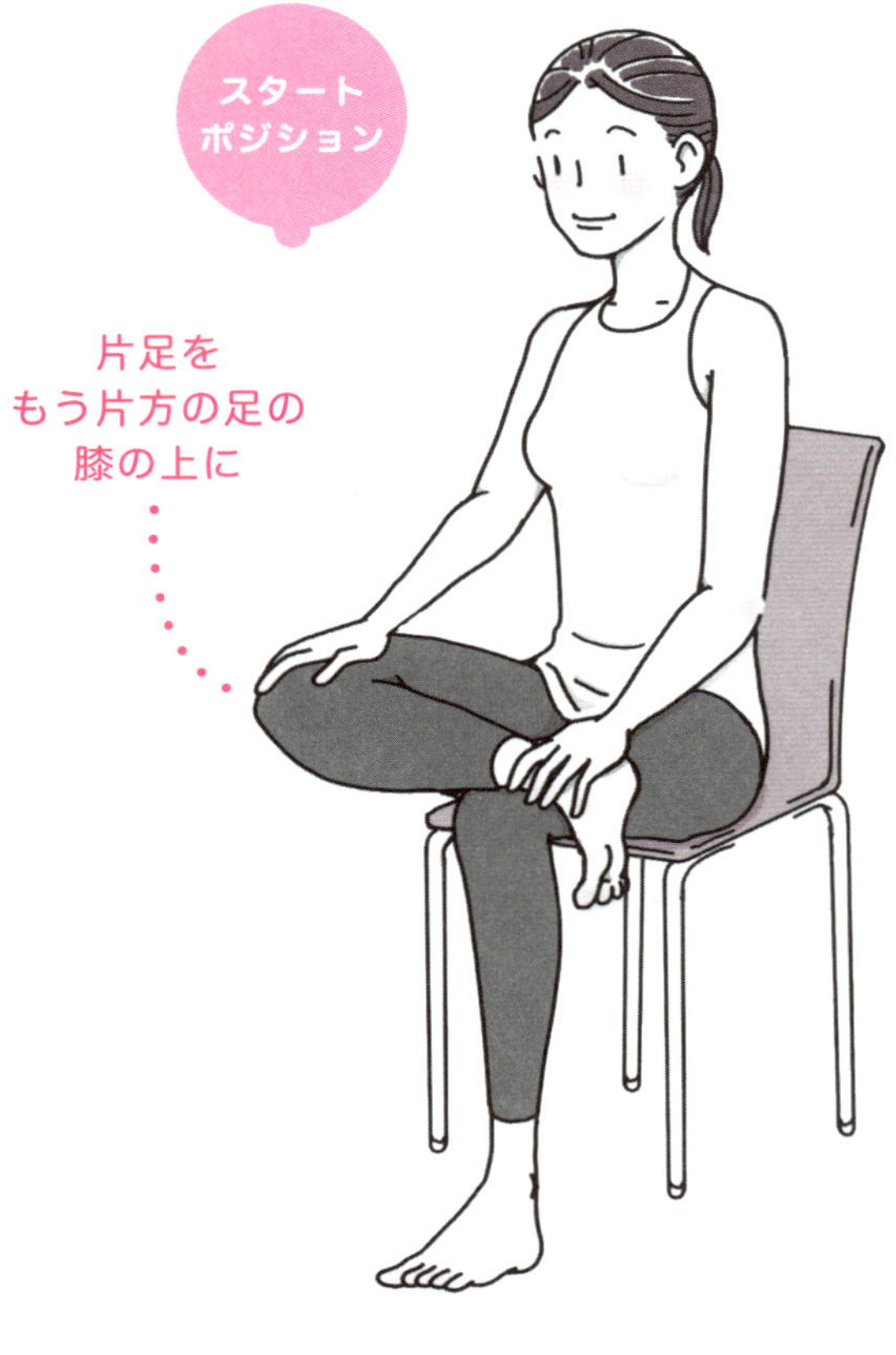
スタートポジション
片足を
もう片方の足の
膝の上に

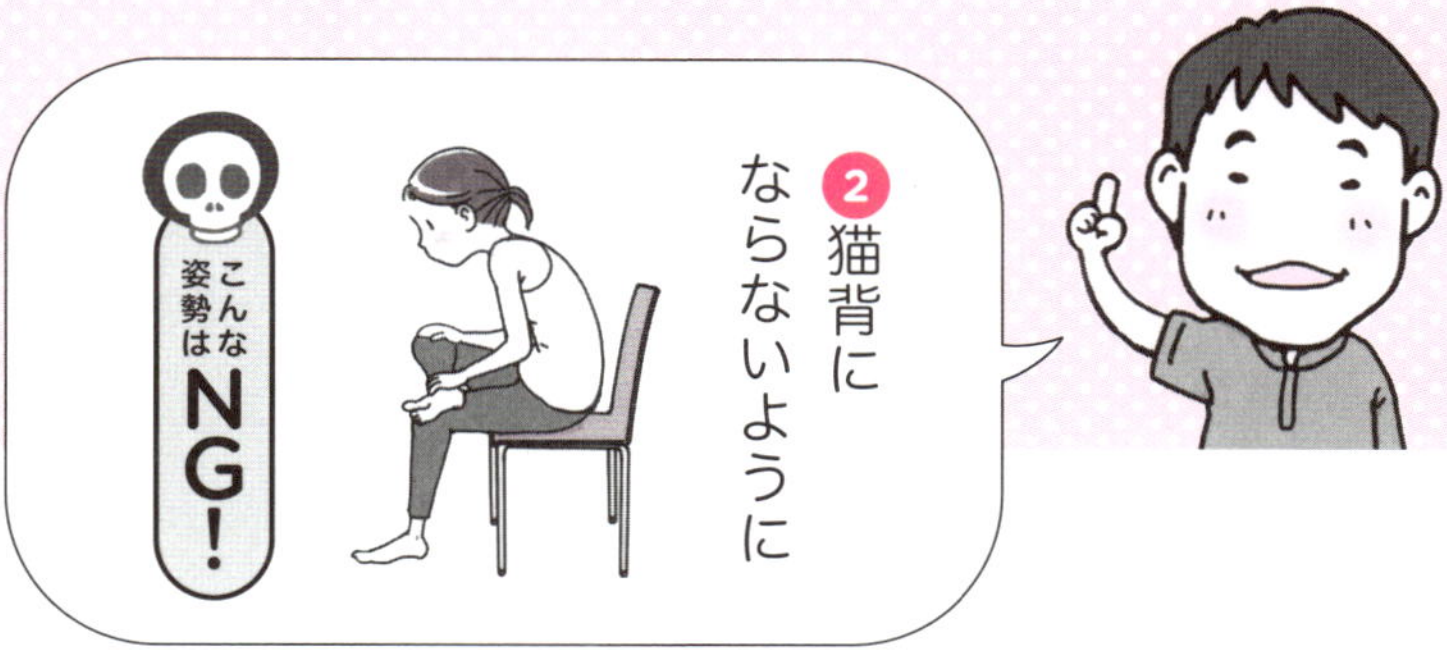
こんな姿勢はNG!
2 猫背にならないように

2 のせているほうのくるぶしと膝をグーッと手で押す

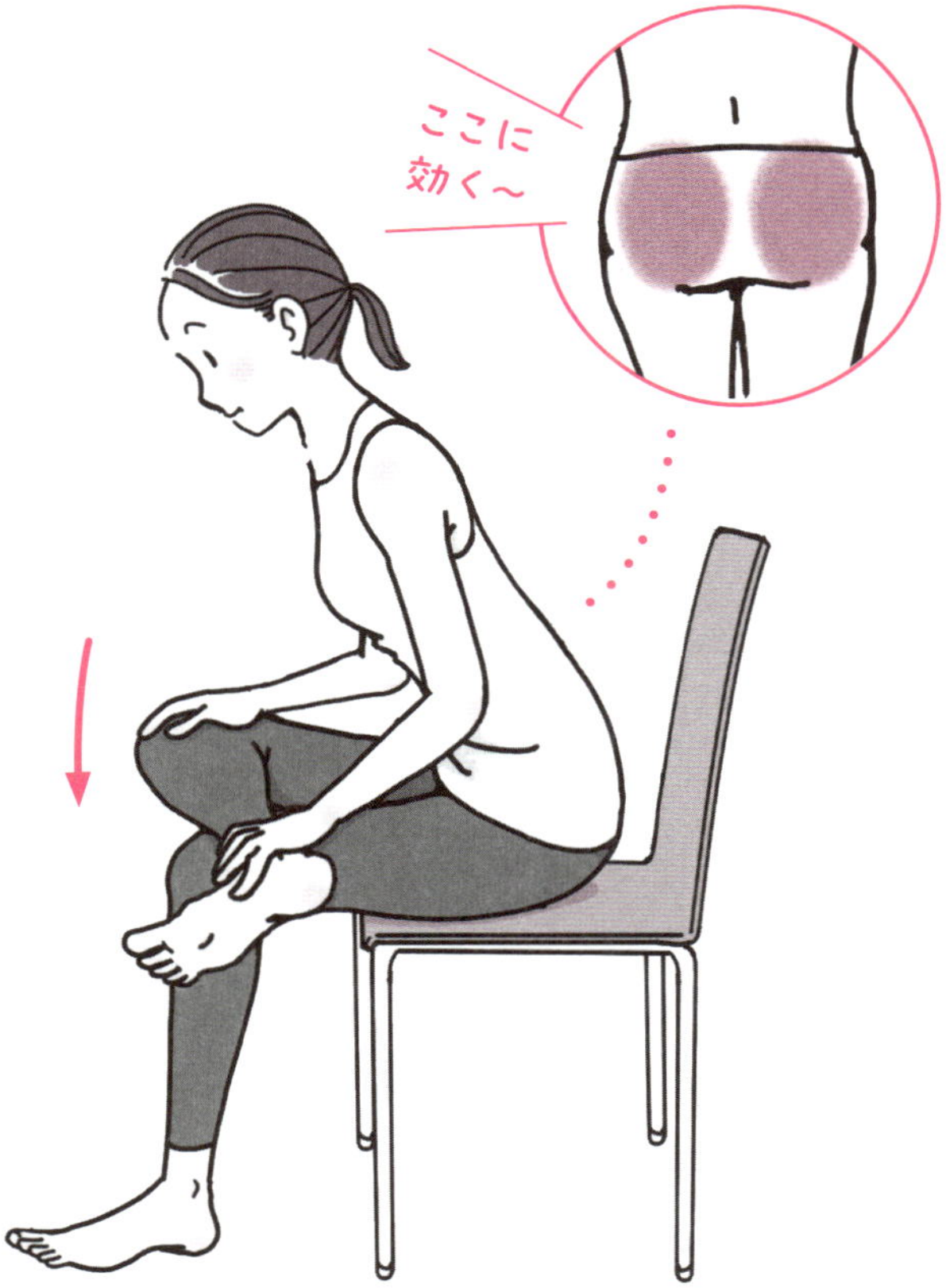
ここに効く～

目安の時間
左右８秒ずつ

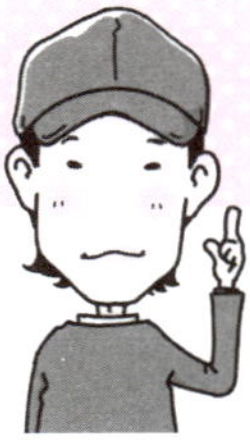

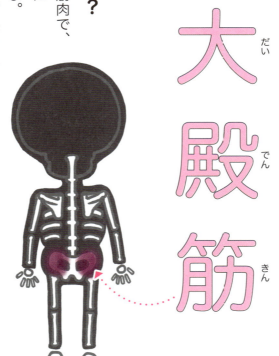

不調をリバウンドさせないために！

効かせたい
部位

大《だい》殿《でん》筋《きん》

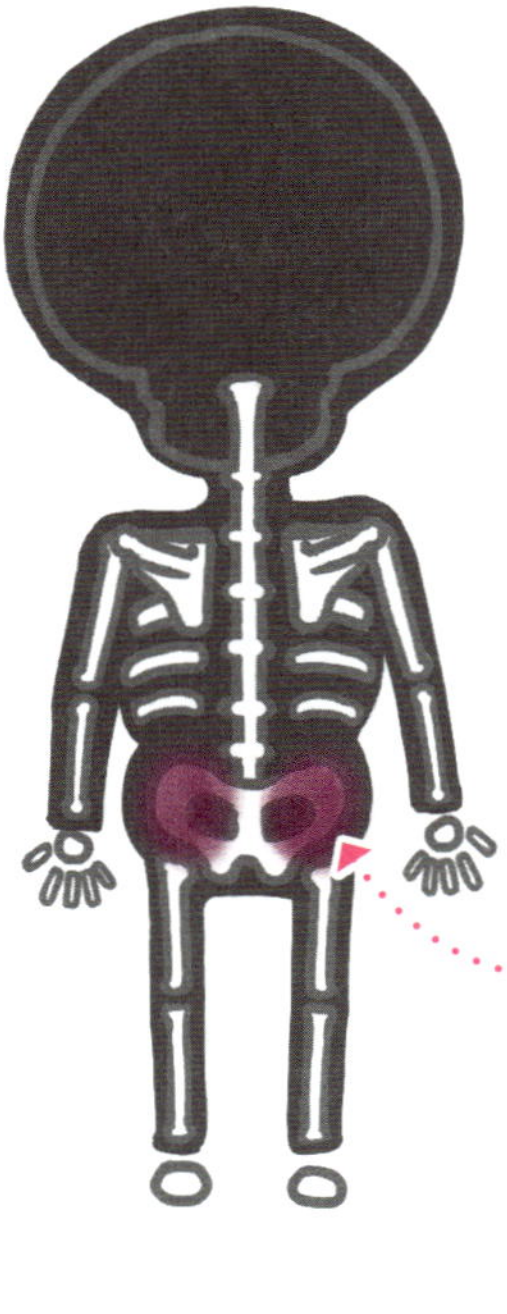

大殿筋って？

お尻の大きな筋肉で、股関節の動きに関係しているよ。
座っている時間が長いと、骨盤が後ろに倒れがち～

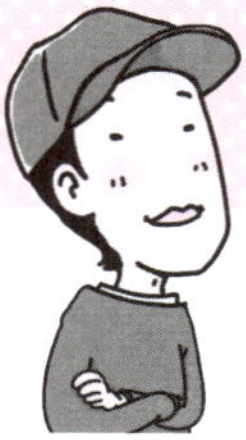

すき間時間に
やってみよう！

ポイント！

お尻をほぐして、**骨盤を正しい位置に戻さないと**猫背も改善しないよ！

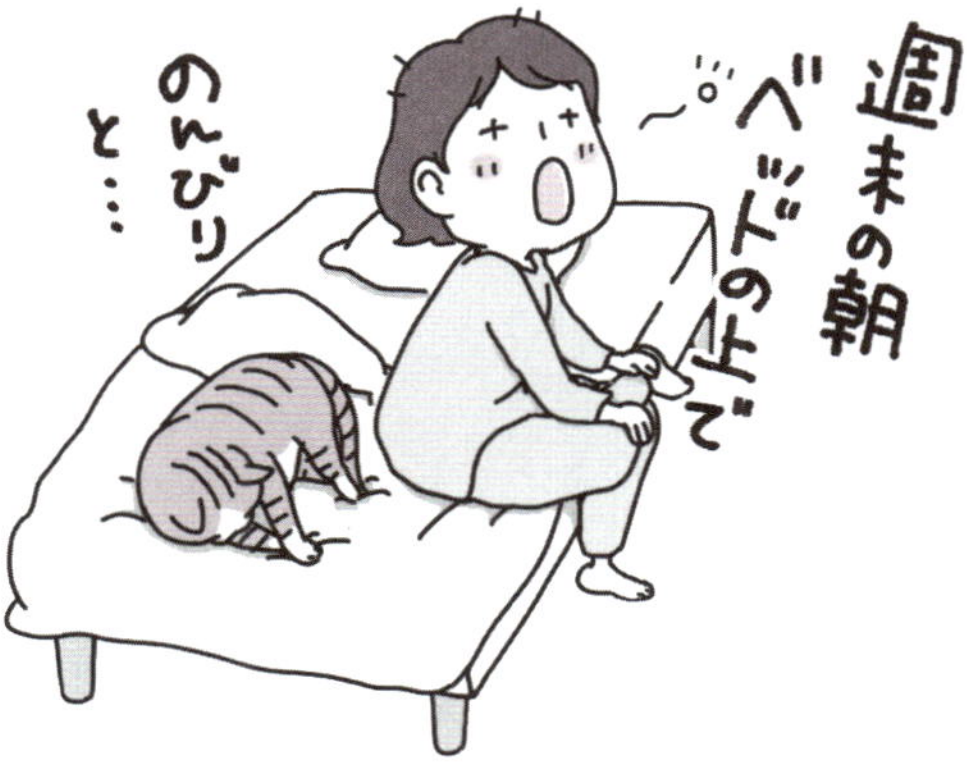
週末の朝
ベッドの上で
のんびりと…

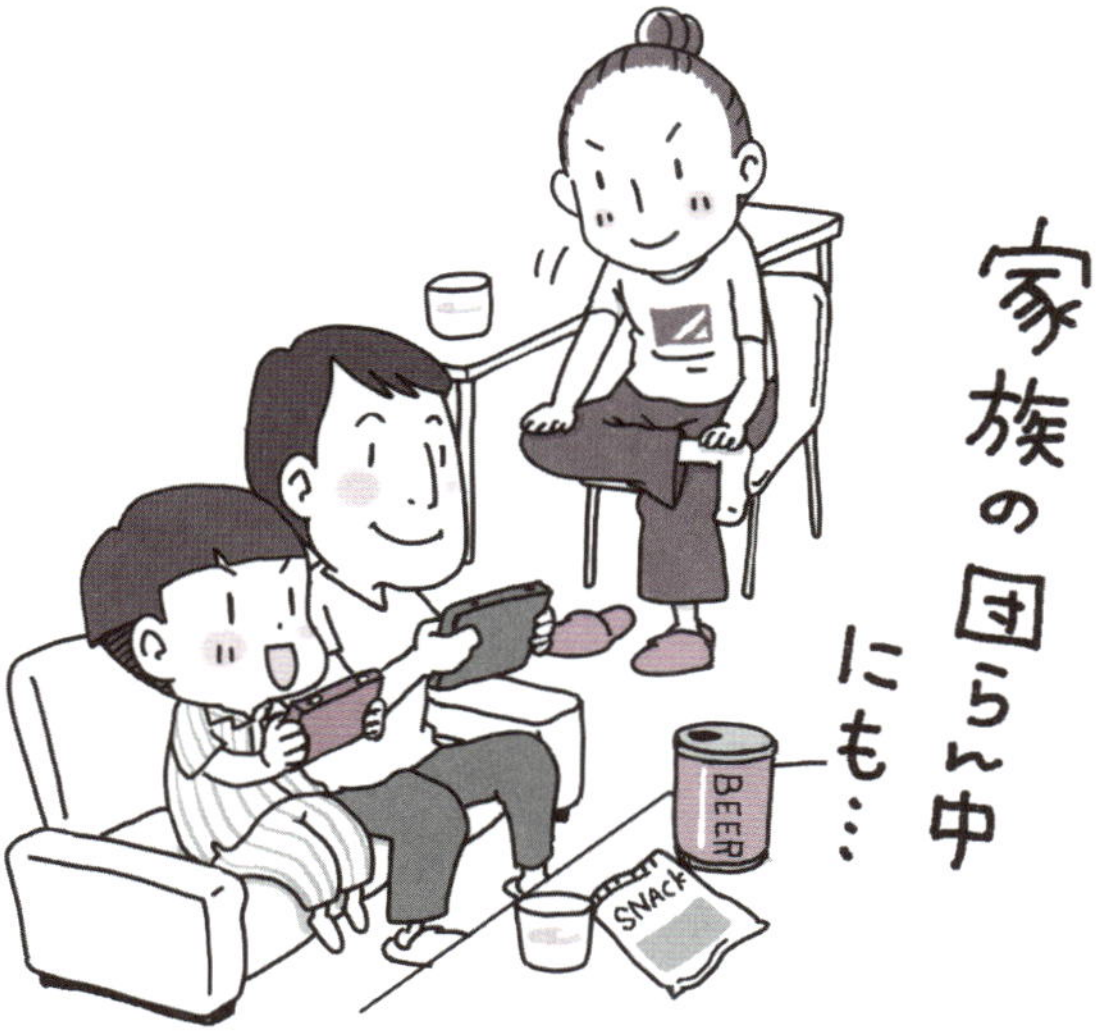
家族の団らん中
にも…
BEER
SNACK

四つんばいで 背中の ストレッチ

1 四つんばいの姿勢になる

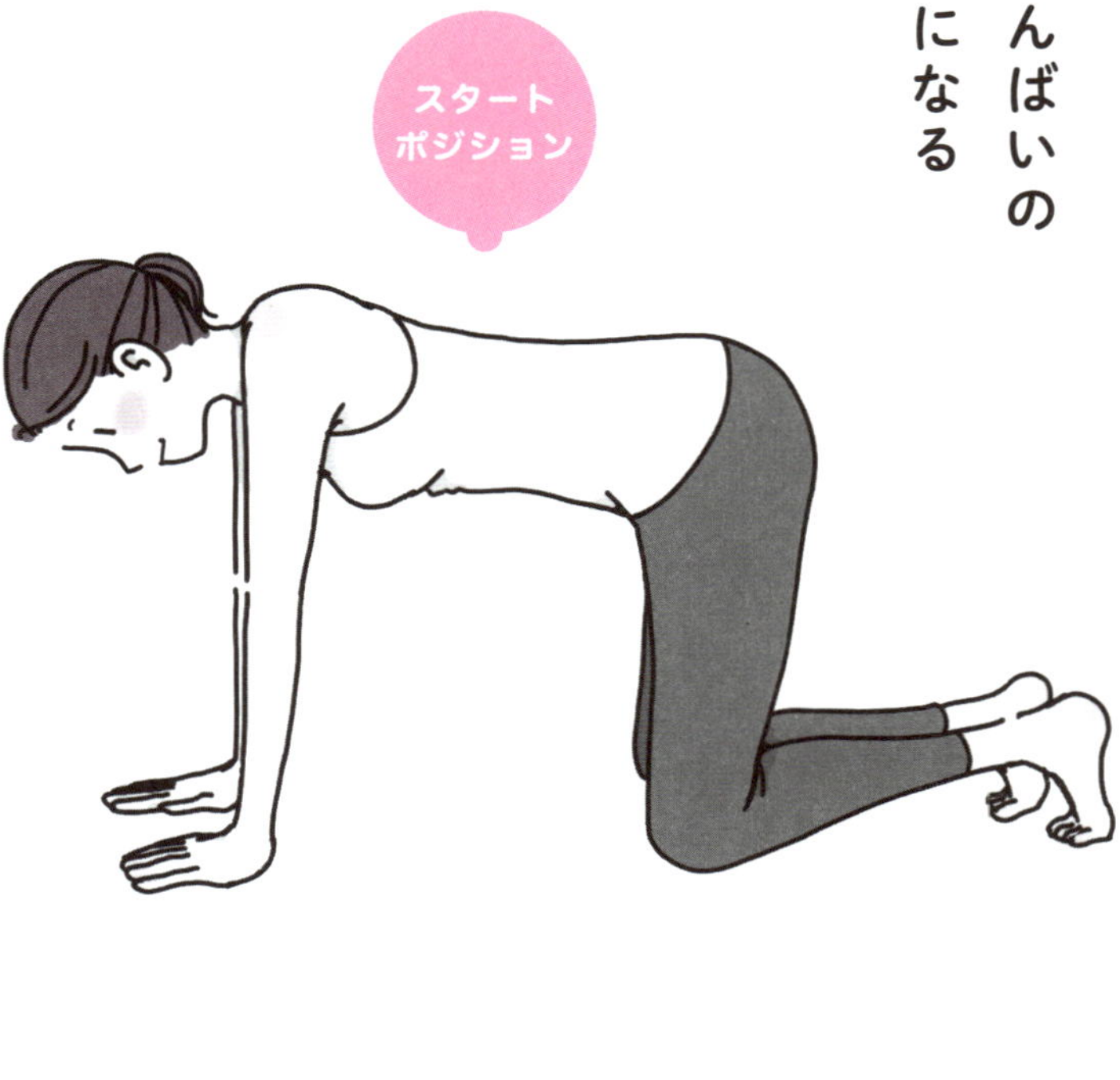

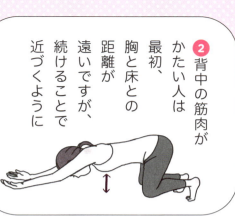

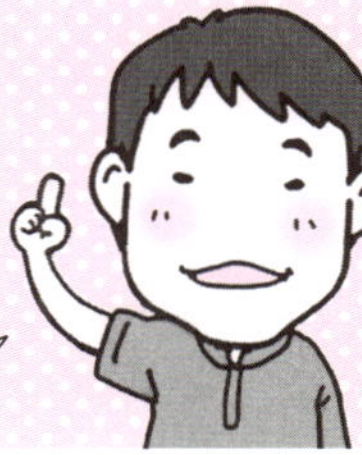

2 背中の筋肉がかたい人は最初、胸と床との距離が遠いですが、続けることで近づくように

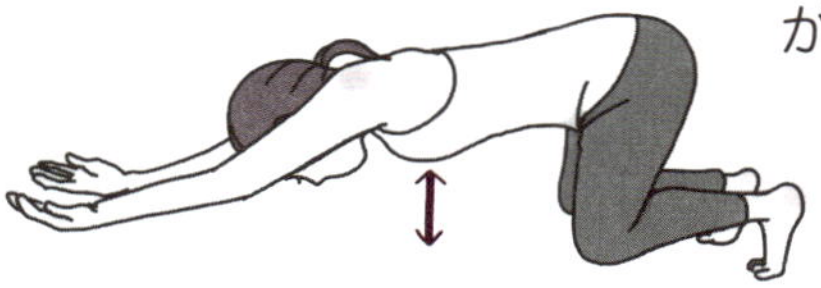

2 お尻を上げた状態で、手を上に向けて前に伸ばしながら上半身を下ろす

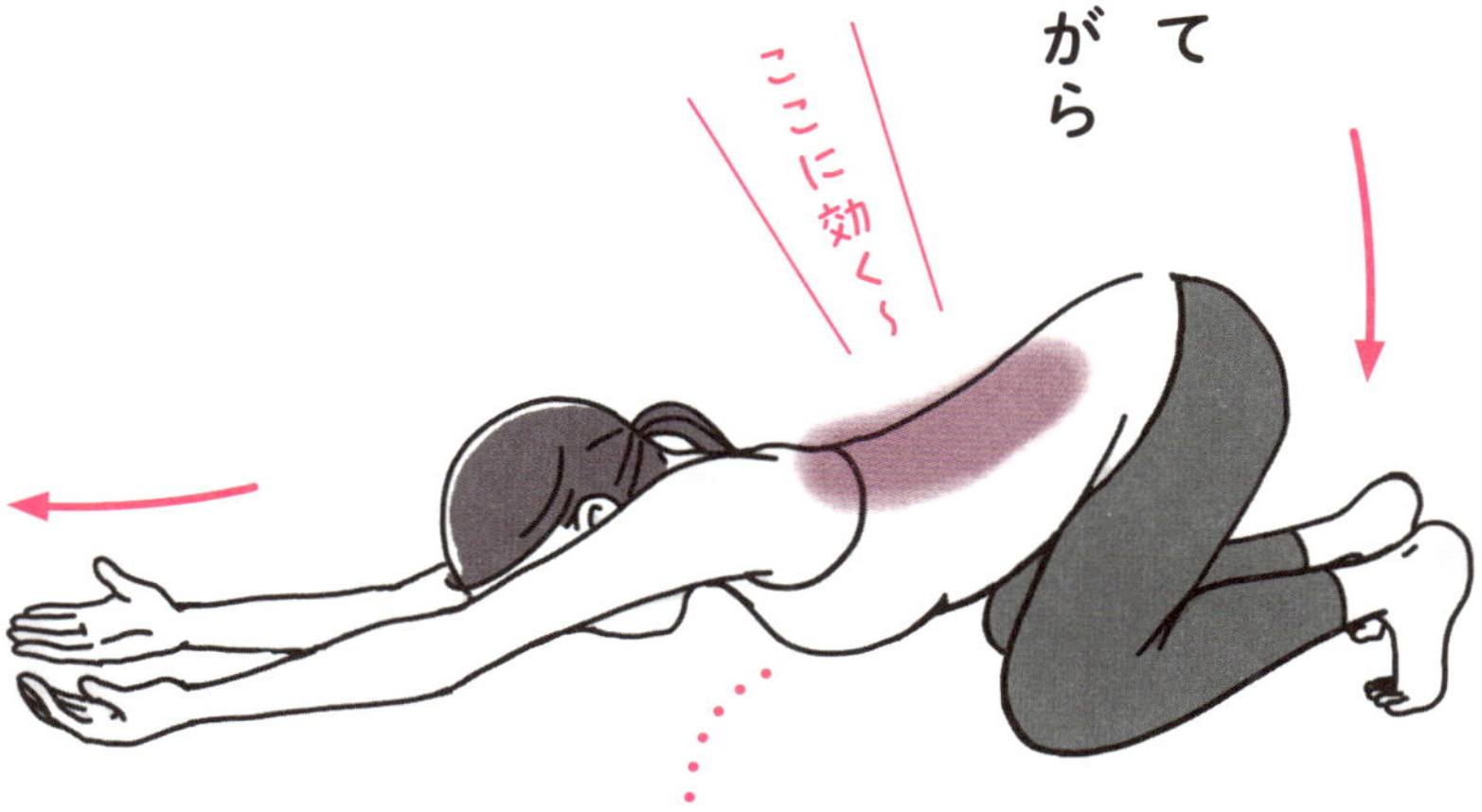
ここに効く～
胸が床にくっつかないくらい

目安の時間
20秒

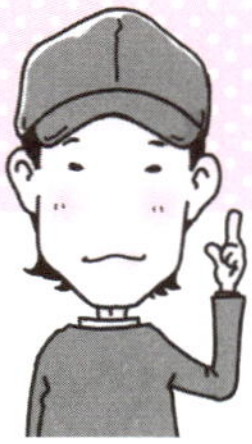

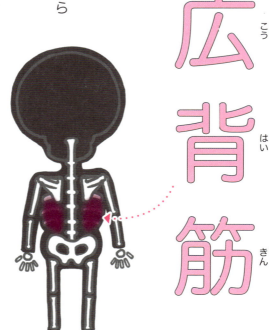

不調をリバウンドさせないために！

効かせたい部位

広《こう》背《はい》筋《きん》

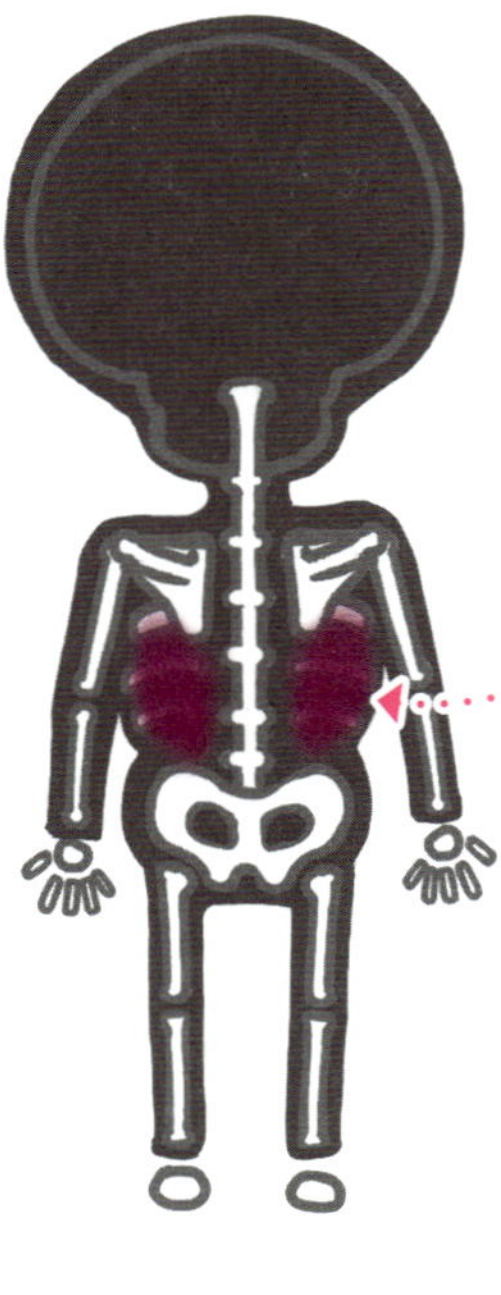

広背筋って？

背中の下のほうから
脇下にかけて
ついている筋肉。
前傾姿勢が続いて、
この筋肉が伸びた状態でかたまると、
猫背を誘発。
筋肉の緊張は肩こりの原因にも……

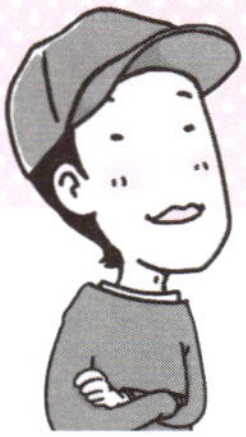

すき間時間に
やってみよう！

ポイント！

背中をゆるめて、

胸椎の正しいカーブを取り戻そう！

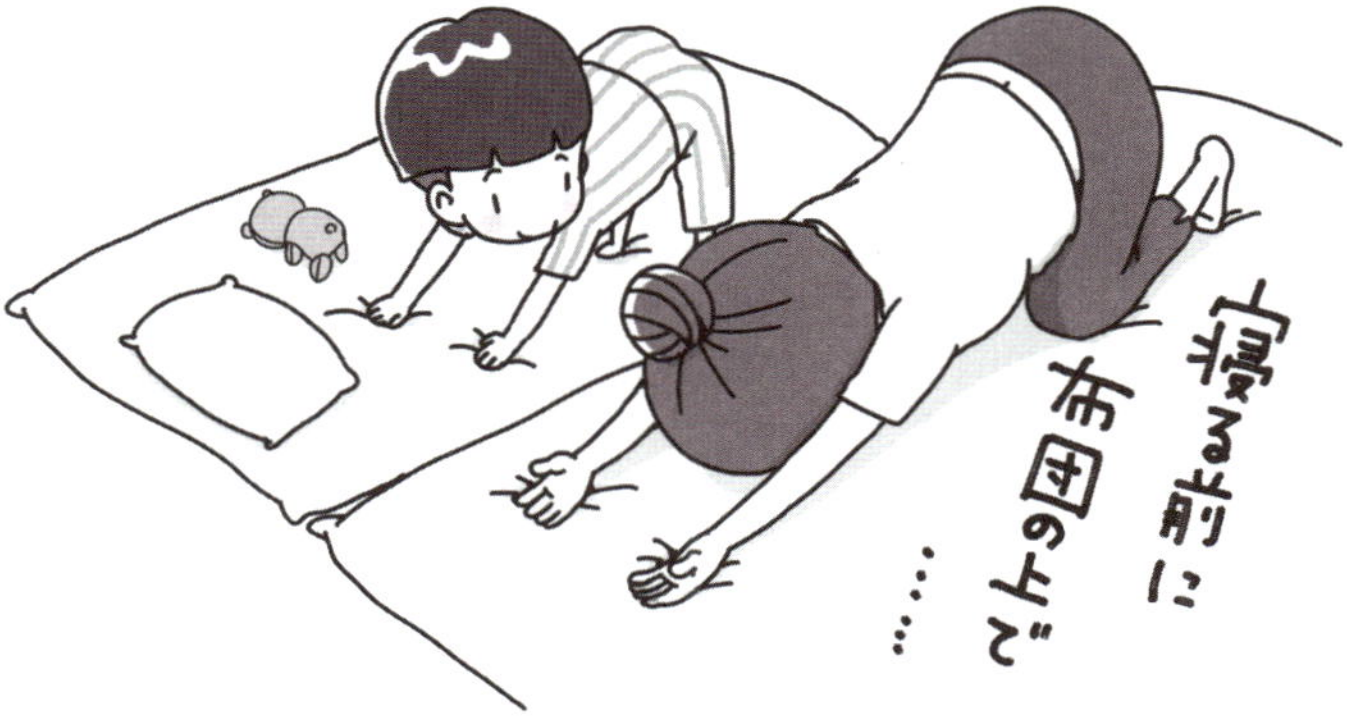
寝る前に
布団の上で……

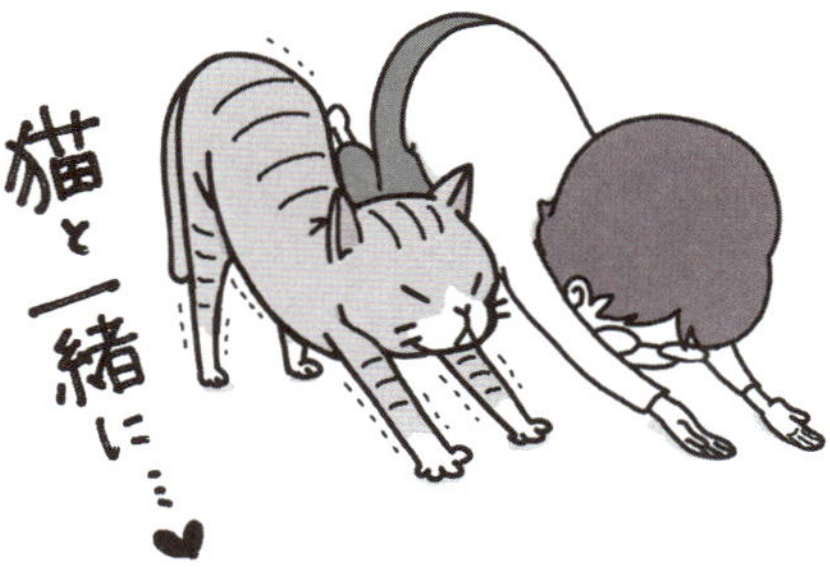
猫と一緒に…

胸のストレッチ

1 両膝立ちになる

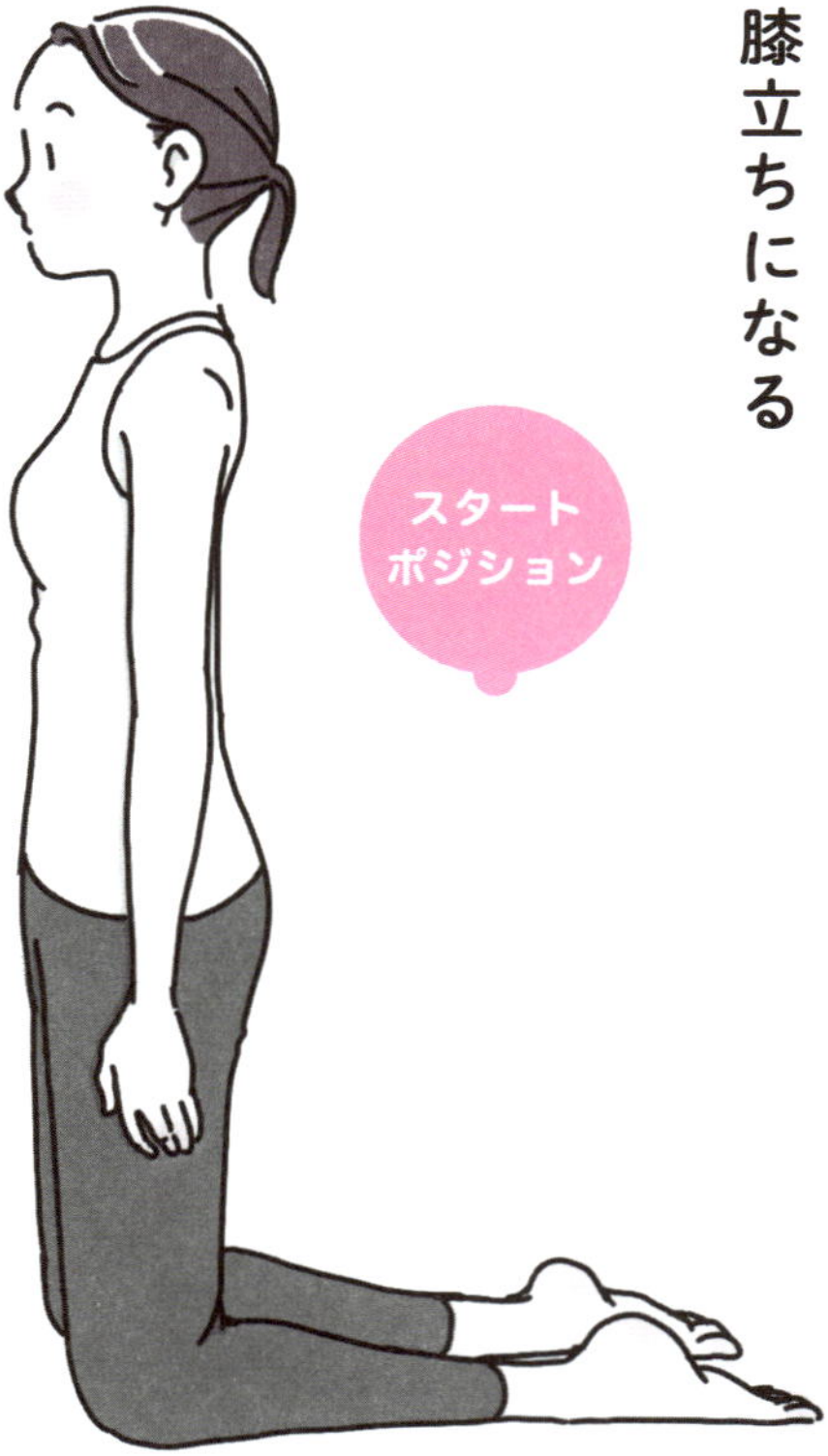

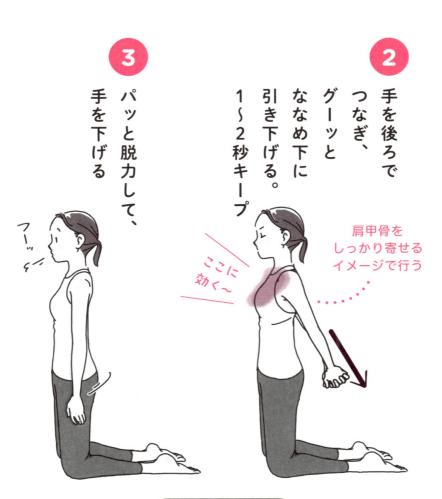

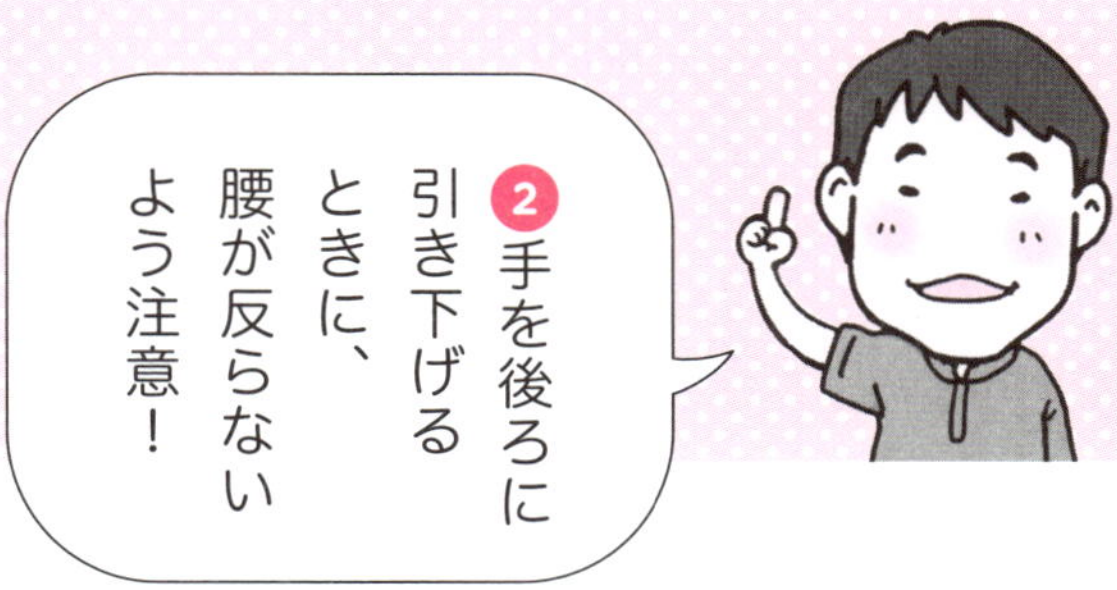

2

手を後ろでつなぎ、グーッとななめ下に引き下げる。1〜2秒キープ

3

パッと脱力して、手を下げる

目安の回数

7回

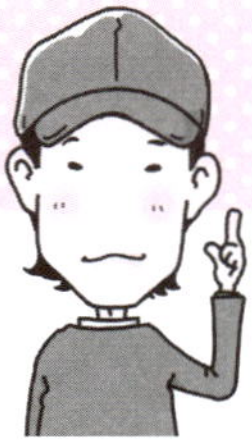

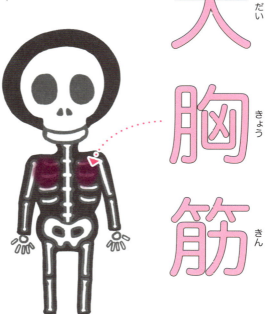

不調をリバウンド
させないために！

効かせたい部位

大《だい》胸《きょう》筋《きん》

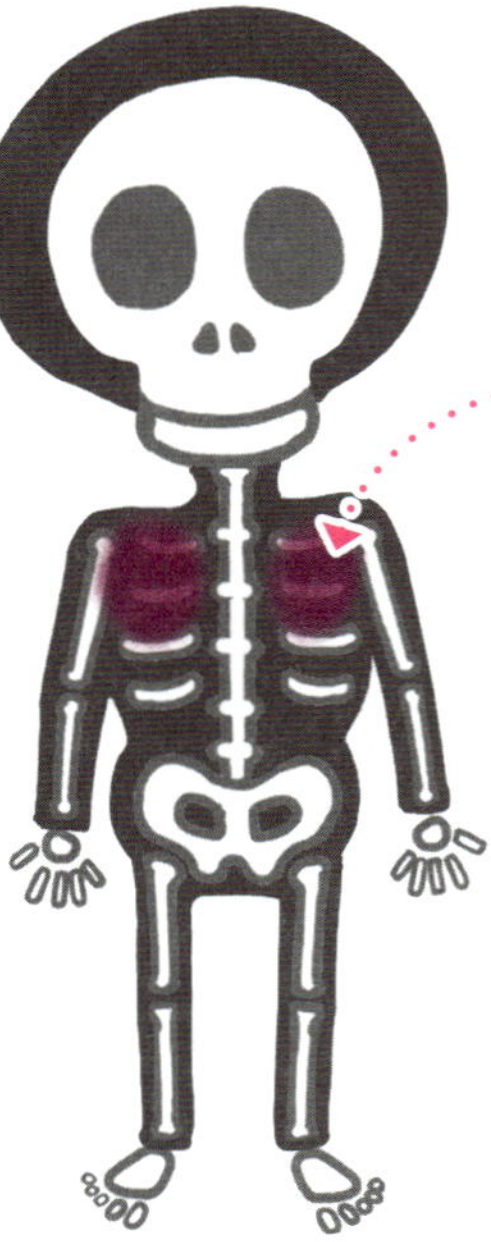

大胸筋がかたまると…？

大胸筋の柔軟性がなくなると、肩関節を引っ張って巻き肩の原因に。胸椎も丸まって、頭が前に出やすくなっちゃうんだ

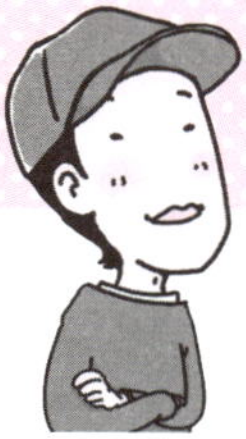

すき間時間に
やってみよう！

ポイント！
大胸筋がかたいと、
呼吸も浅くなっちゃうので
ストレッチはマスト！

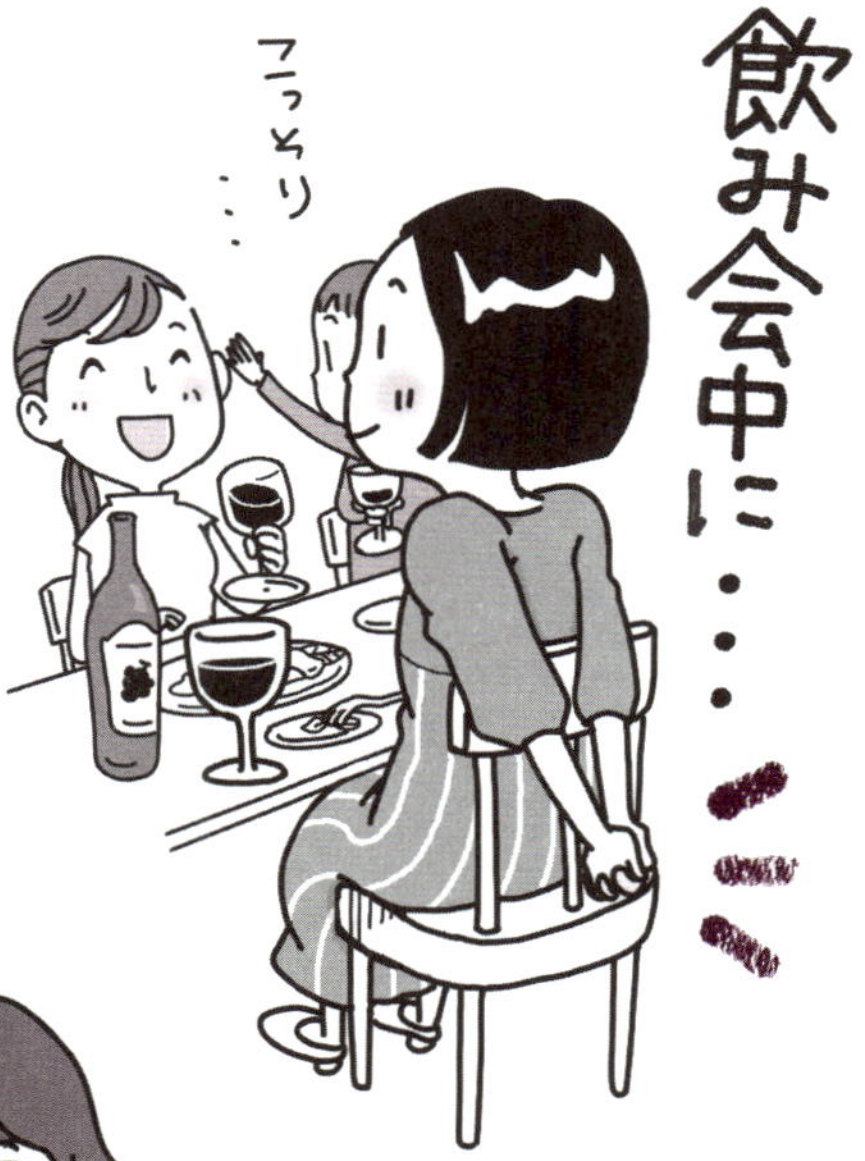

飲み会中に・・・
こっそり・・・

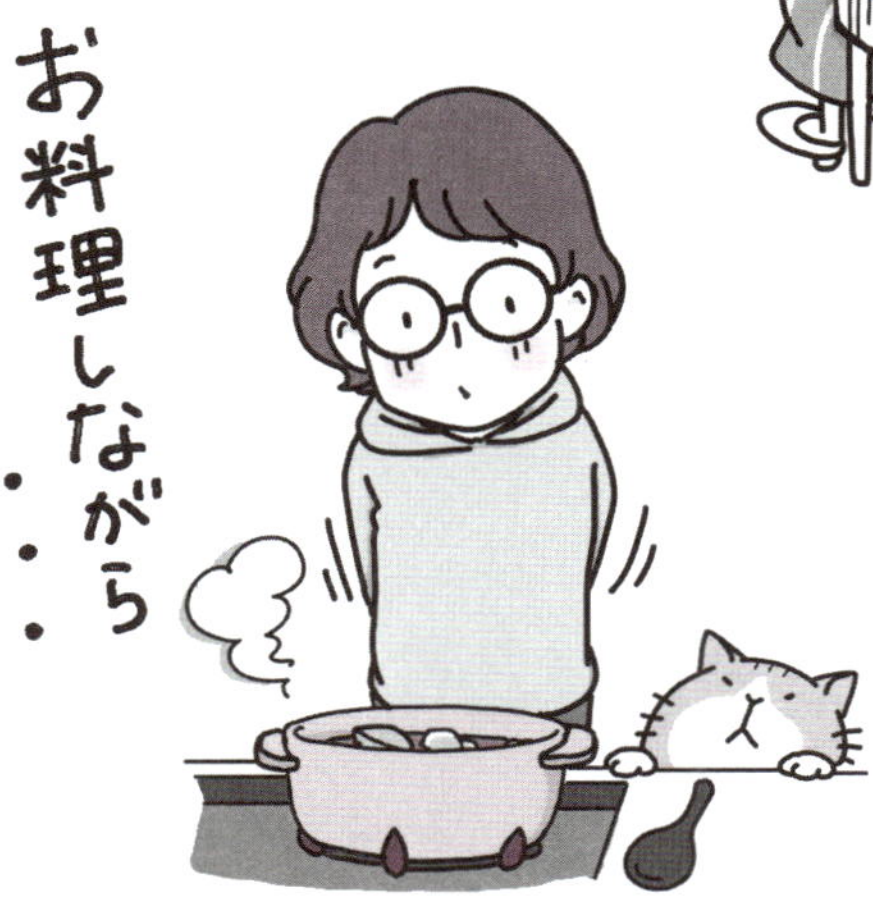

お料理しながら・・・

深い呼吸（ブリージング）

準備するもの

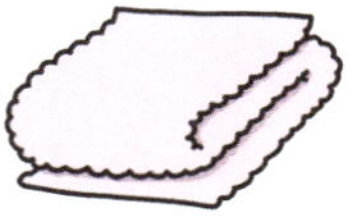

少し大きめのタオル（バスタオルなど）

1

丸めたタオルを置いた上に、身体をあお向けの状態で倒し、膝を立てる

2

手を肋骨（下部）に置き、お腹の動きを感じながら、ゆっくり呼吸を行う

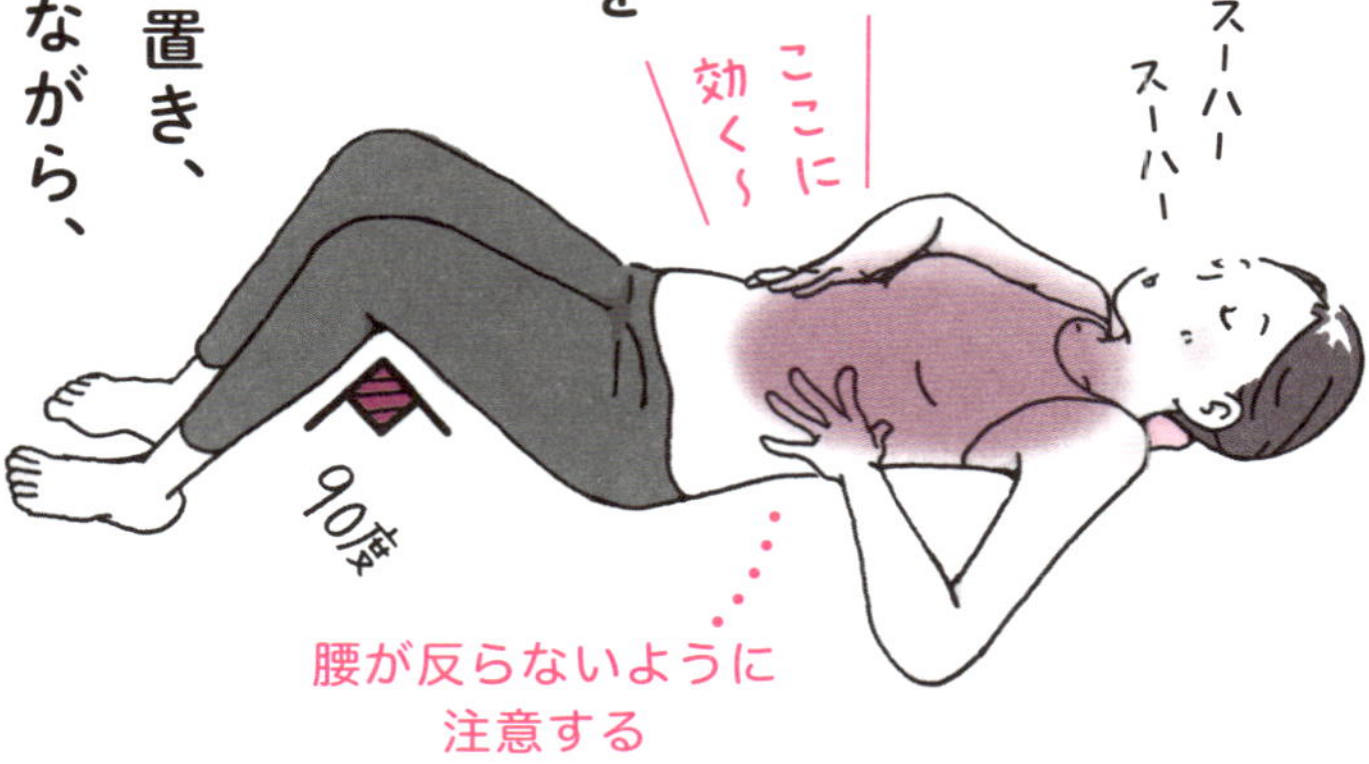
スーハースーハー
ここに効く～
90度
腰が反らないように注意する

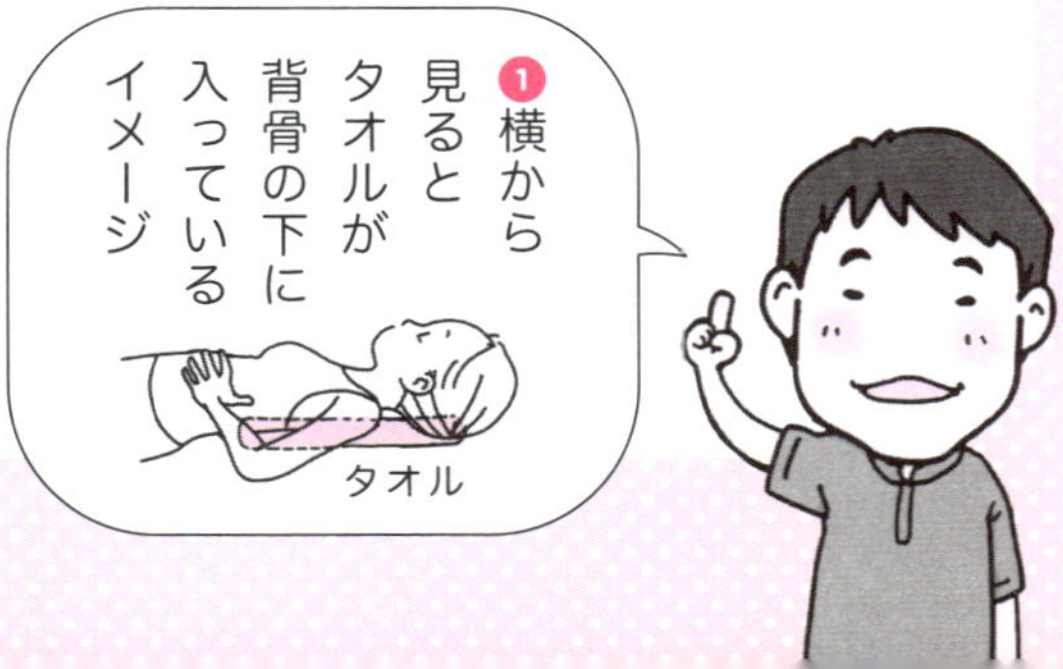
❶横から見るとタオルが背骨の下に入っているイメージ
タオル

目安の時間
30秒

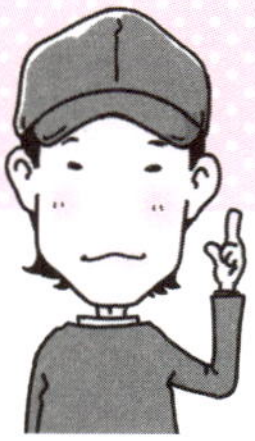

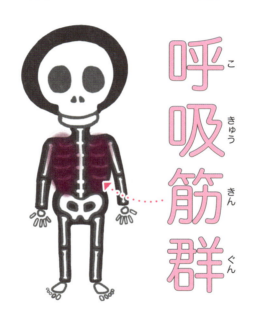

不調をリバウンドさせないために！

効かせたい部位

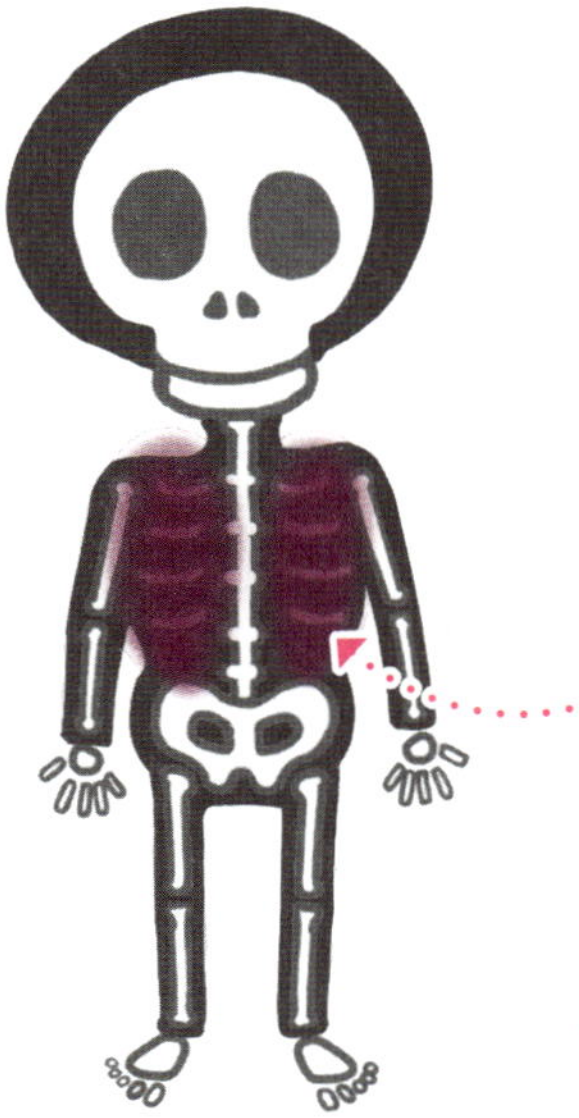

呼《こ》吸《きゅう》筋《きん》群《ぐん》

ポイント！

猫背になると、呼吸筋群の働きが悪くなる……。

深い呼吸を意識して、呼吸筋群を目覚めさせよう！

体側のストレッチ

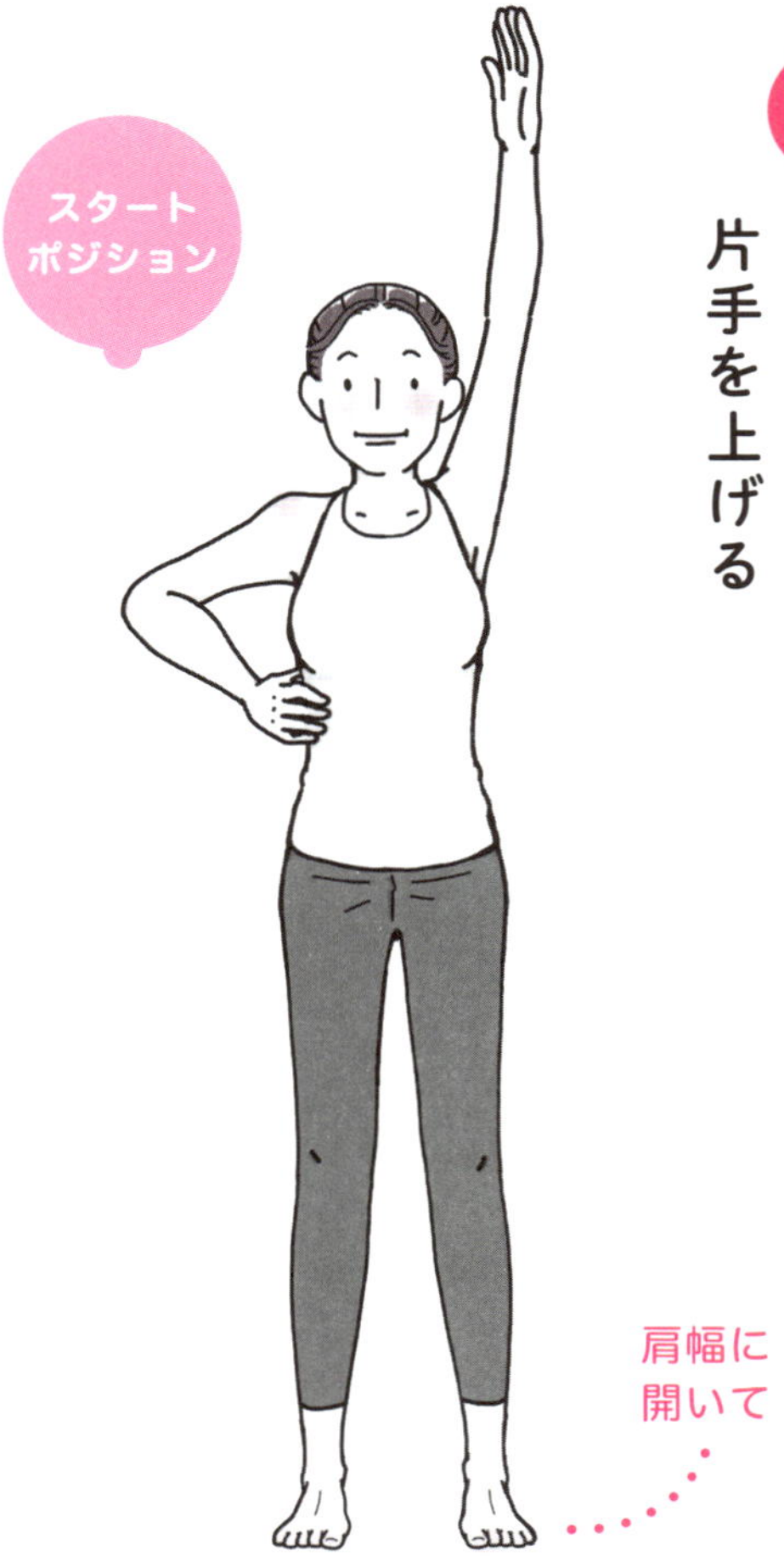

1 足を肩幅に開いて立ち、片手を上げる

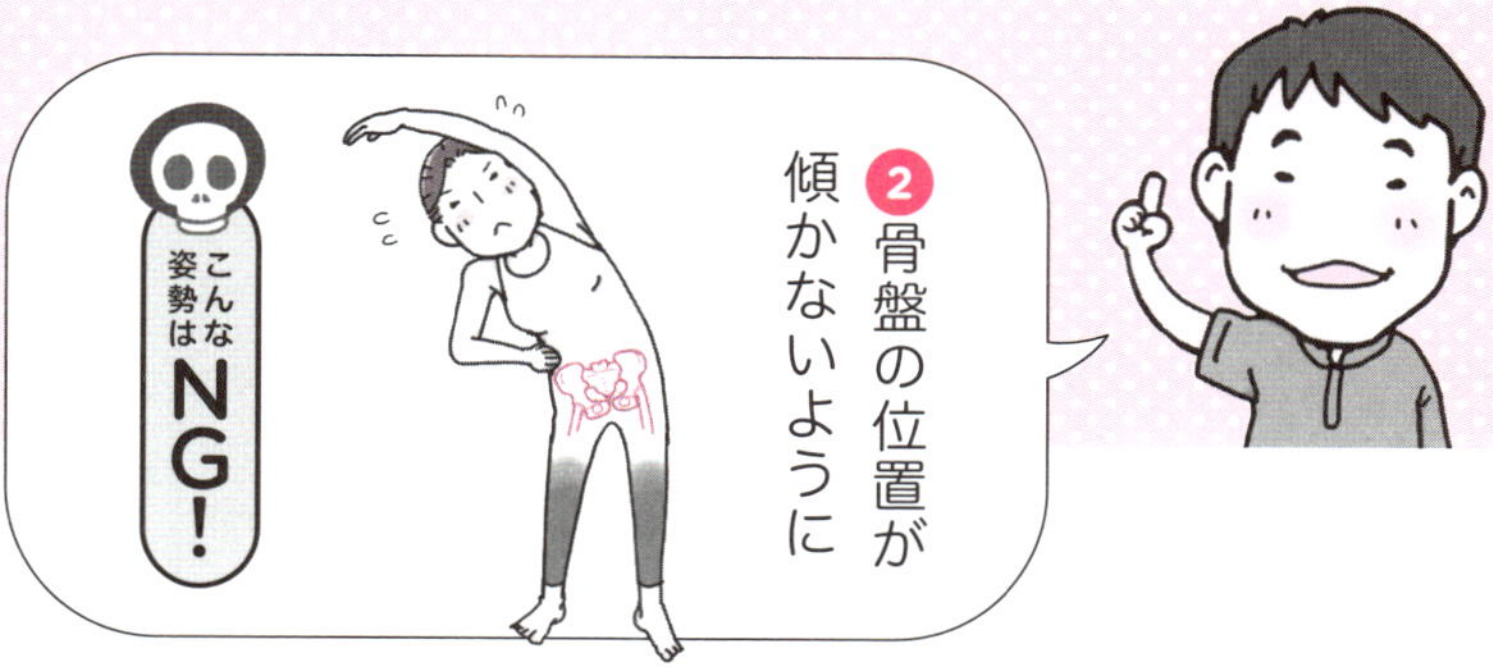

2 骨盤の位置が傾かないように
こんな姿勢はNG!

2 手を上げたほうの体側を伸ばすように上体を倒す

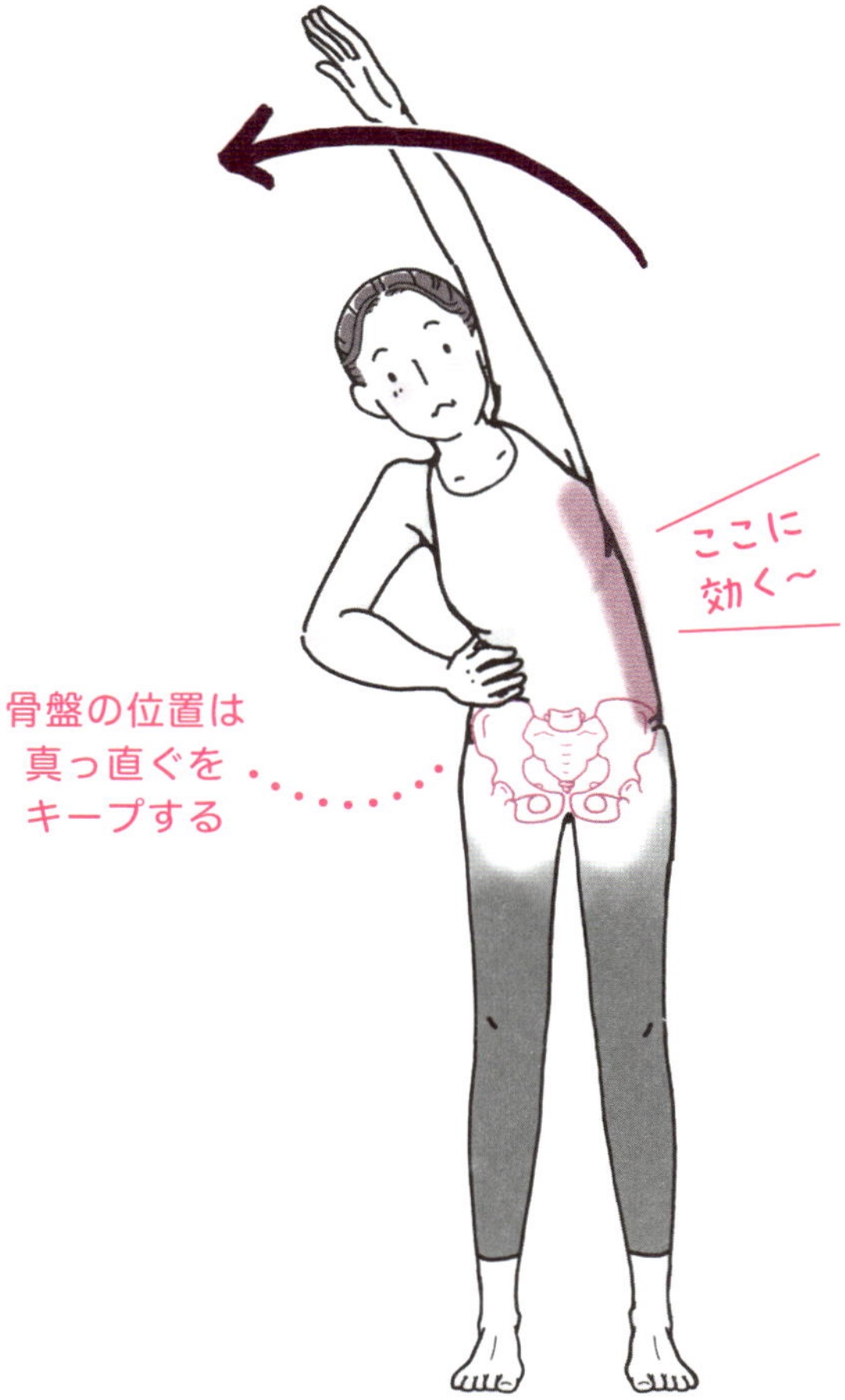

目安の時間
左右8秒ずつ

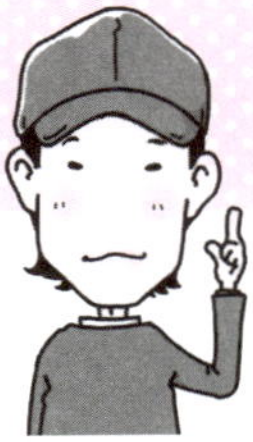

不調をリバウンド
させないために！

効かせたい
部位

体側の筋肉は
かたまりやすい

腹斜筋のように、
体の側面についている筋肉って
日常で伸ばすことがほぼないから、
かたまりやすいんだ
意識して動かすように！

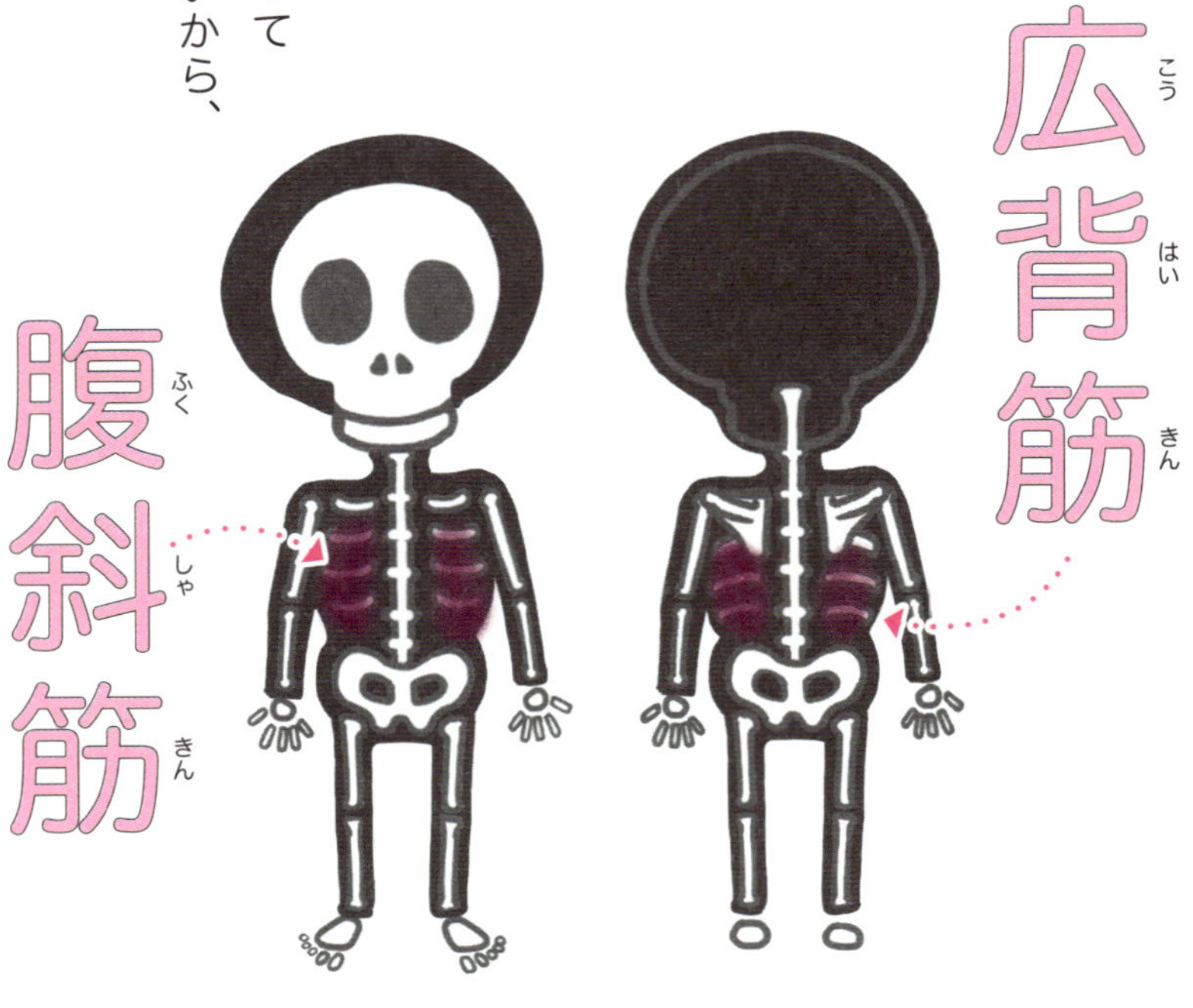

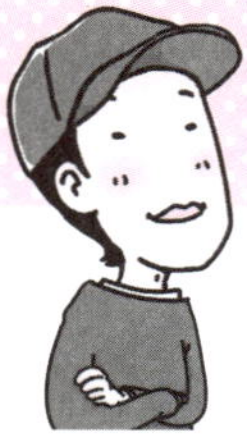

すき間時間に
やってみよう！

ポイント！

胸郭を動かすと、
呼吸がしやすくなったり、
体幹が安定したり、
肩こりも軽くなるよ〜

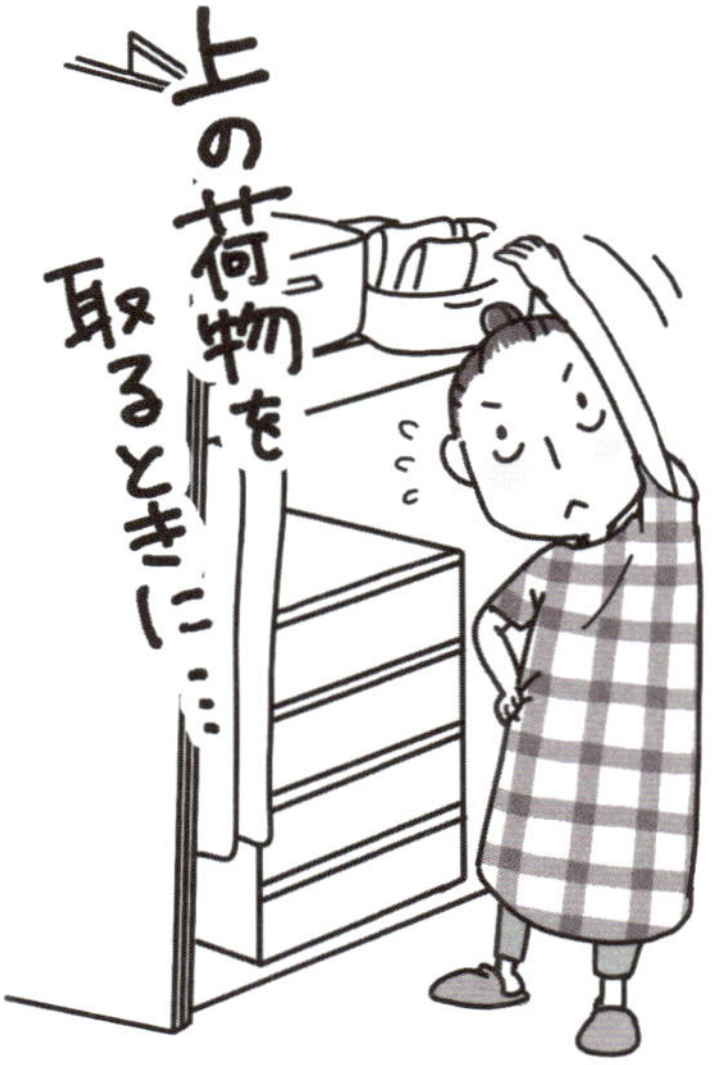
上の荷物を取るときに…

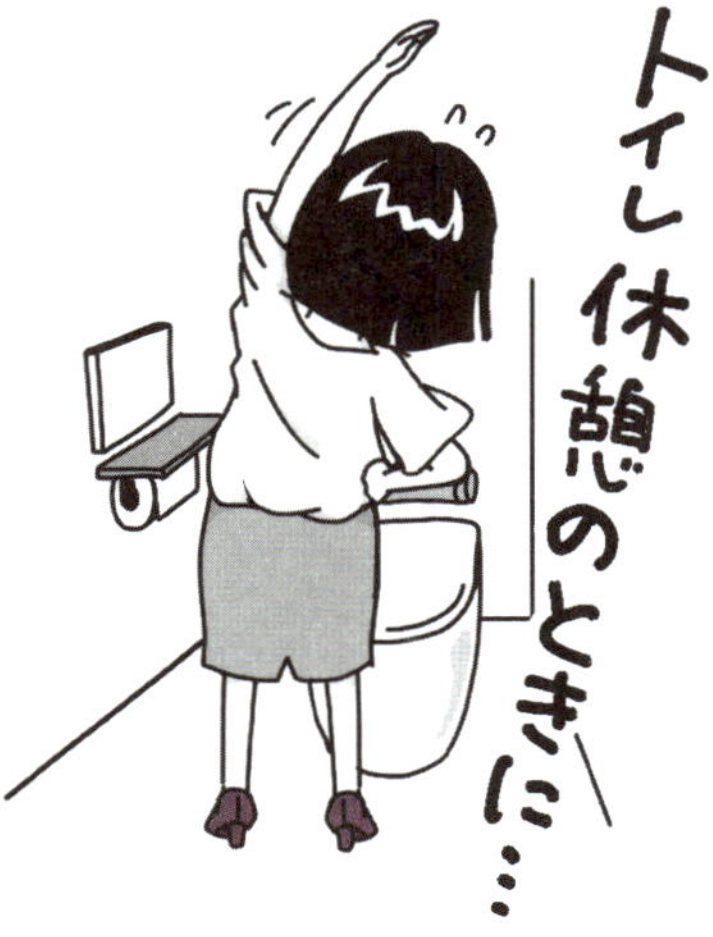
トイレ休憩のときに…

アームズサークル

1 横向きに寝転がり、下側の腕は楽な状態で伸ばす

2 上側の腕を時計回りにゆっくりとまわす

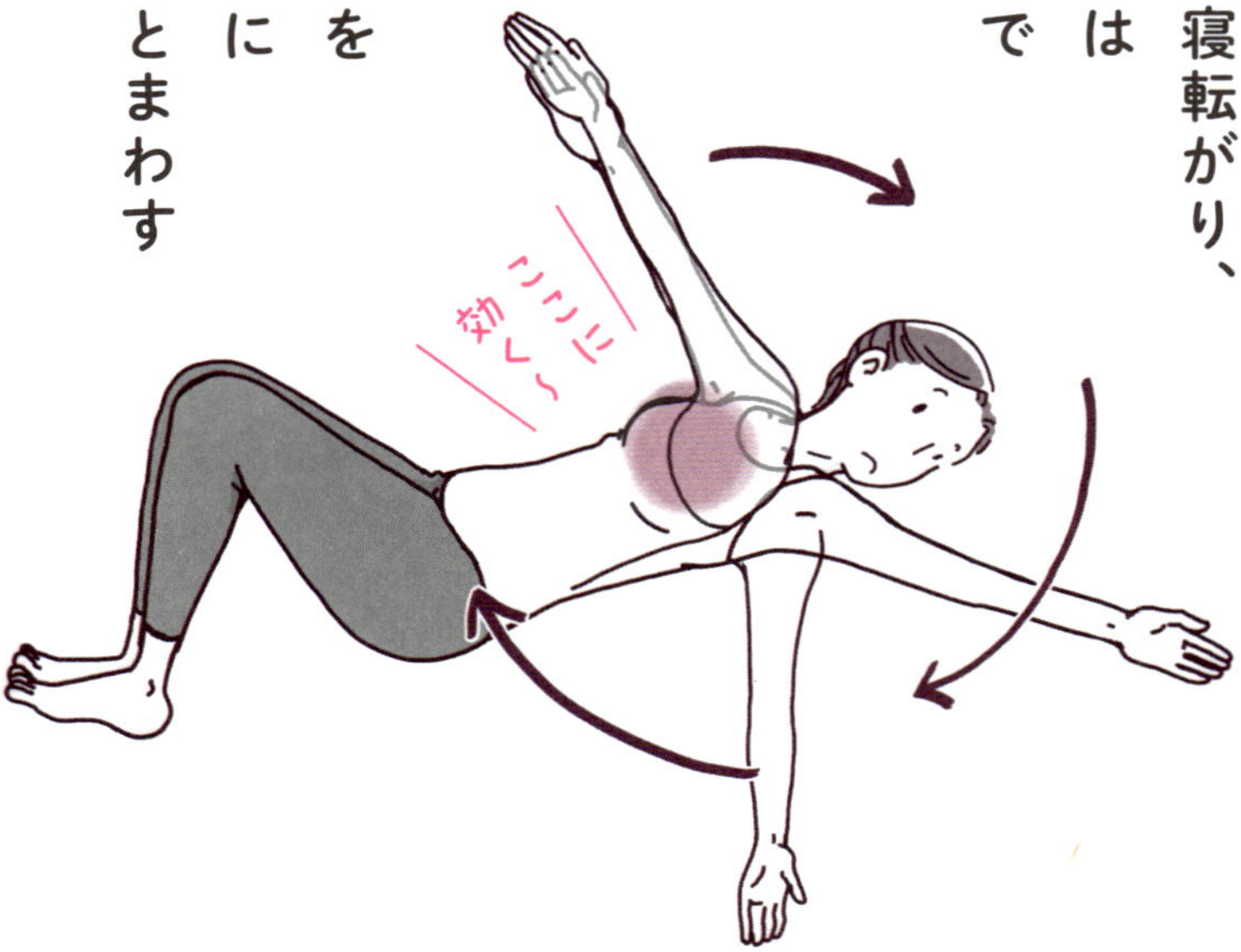
ここに効く～

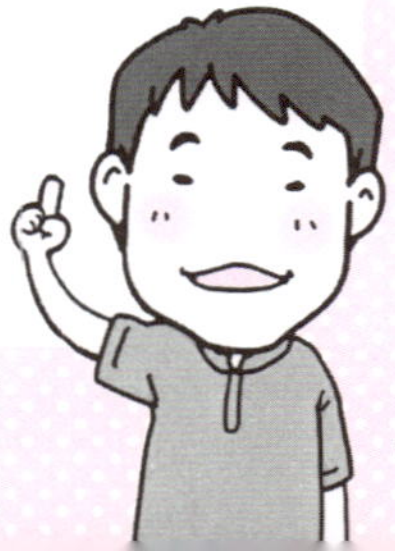
2まわしているほうの手をしっかりと目で追うこと

目安の回数
左右3回ずつ

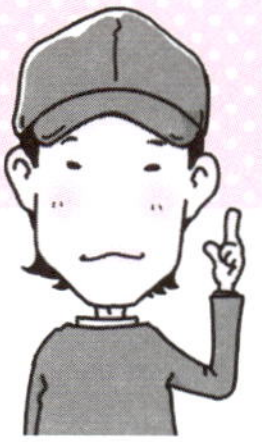

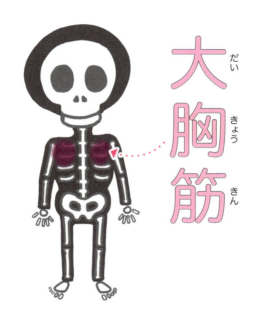

不調をリバウンドさせないために！

効かせたい部位

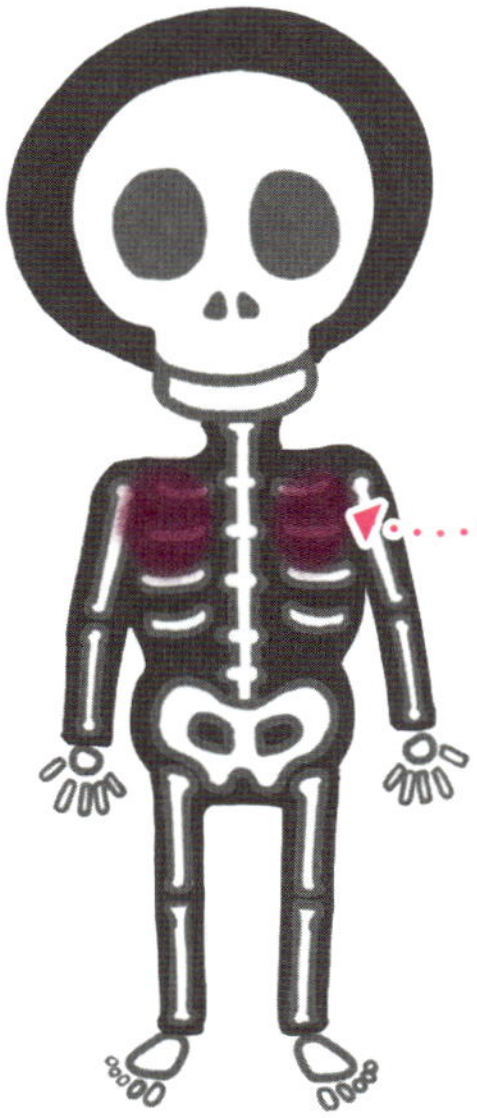

大《だい》胸《きょう》筋《きん》

ポイント！

デスクワークが多いと肩こりや猫背になりがち。腕を大きくまわすことで肩甲骨が動いて胸郭が開くと、**姿勢不良が解消されて不調も改善**するよ！

ベント
オーバーロー

1

足を肩幅より少し広めに開き、軽く膝を曲げる。上体を前に倒して、腕を伸ばす

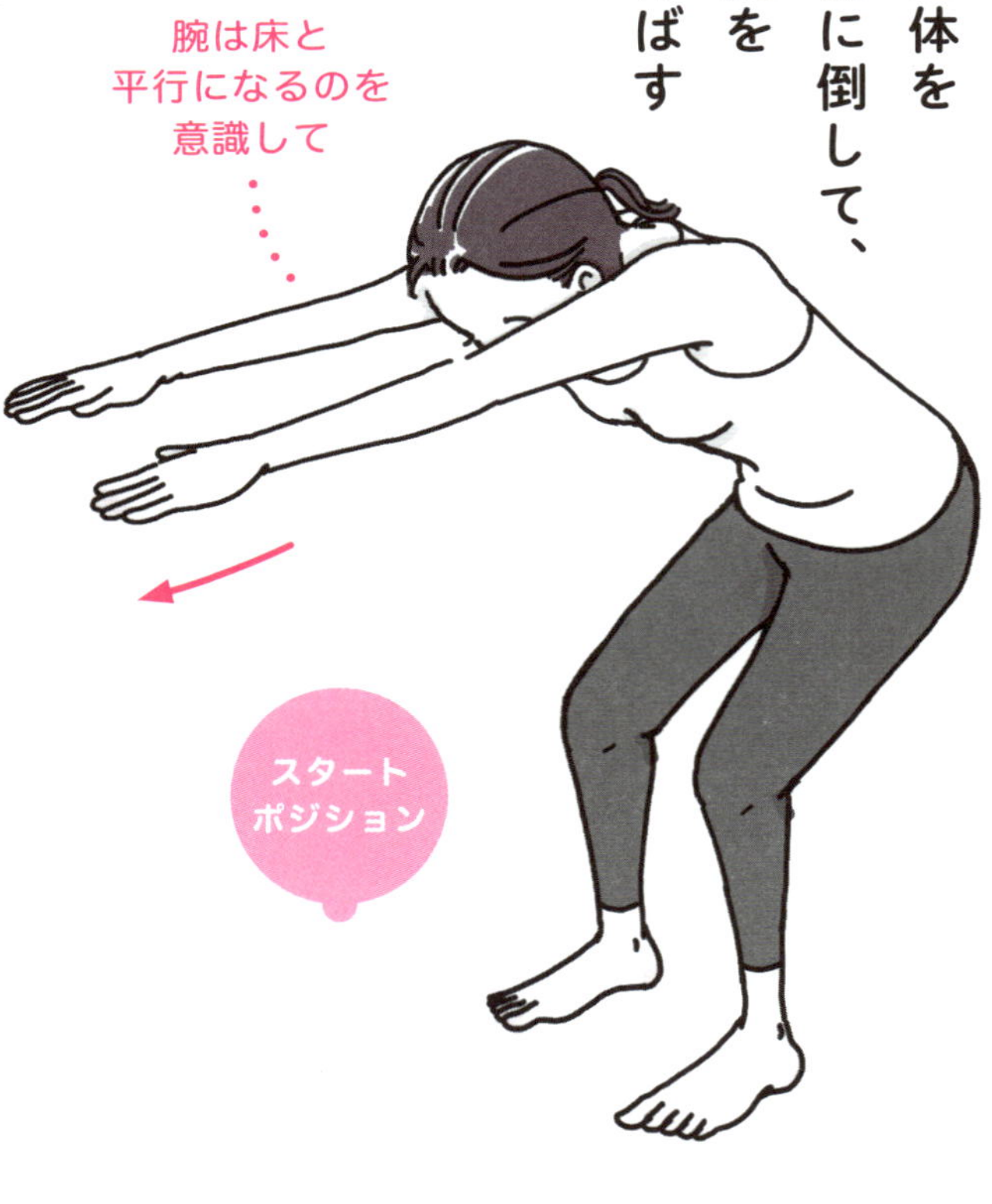
腕は床と
平行になるのを
意識して
スタート
ポジション

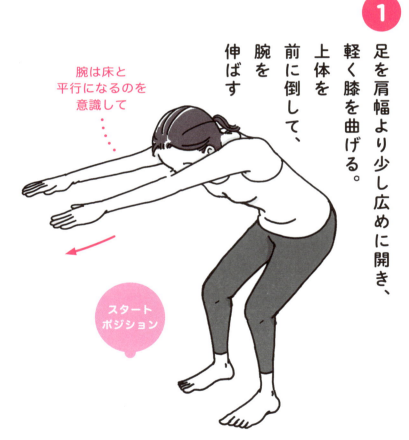

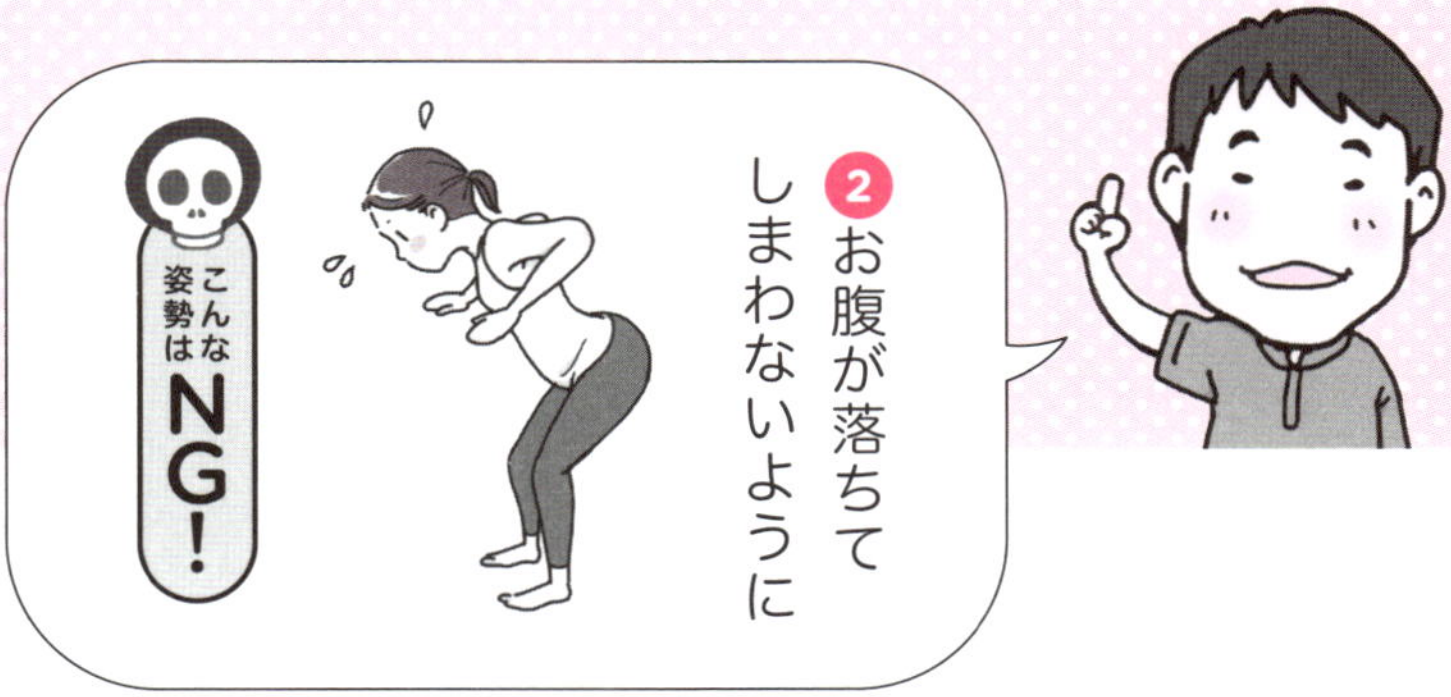
こんな姿勢はNG!
2 お腹が落ちてしまわないように

2

イラストのように腕をグッと後ろに引く

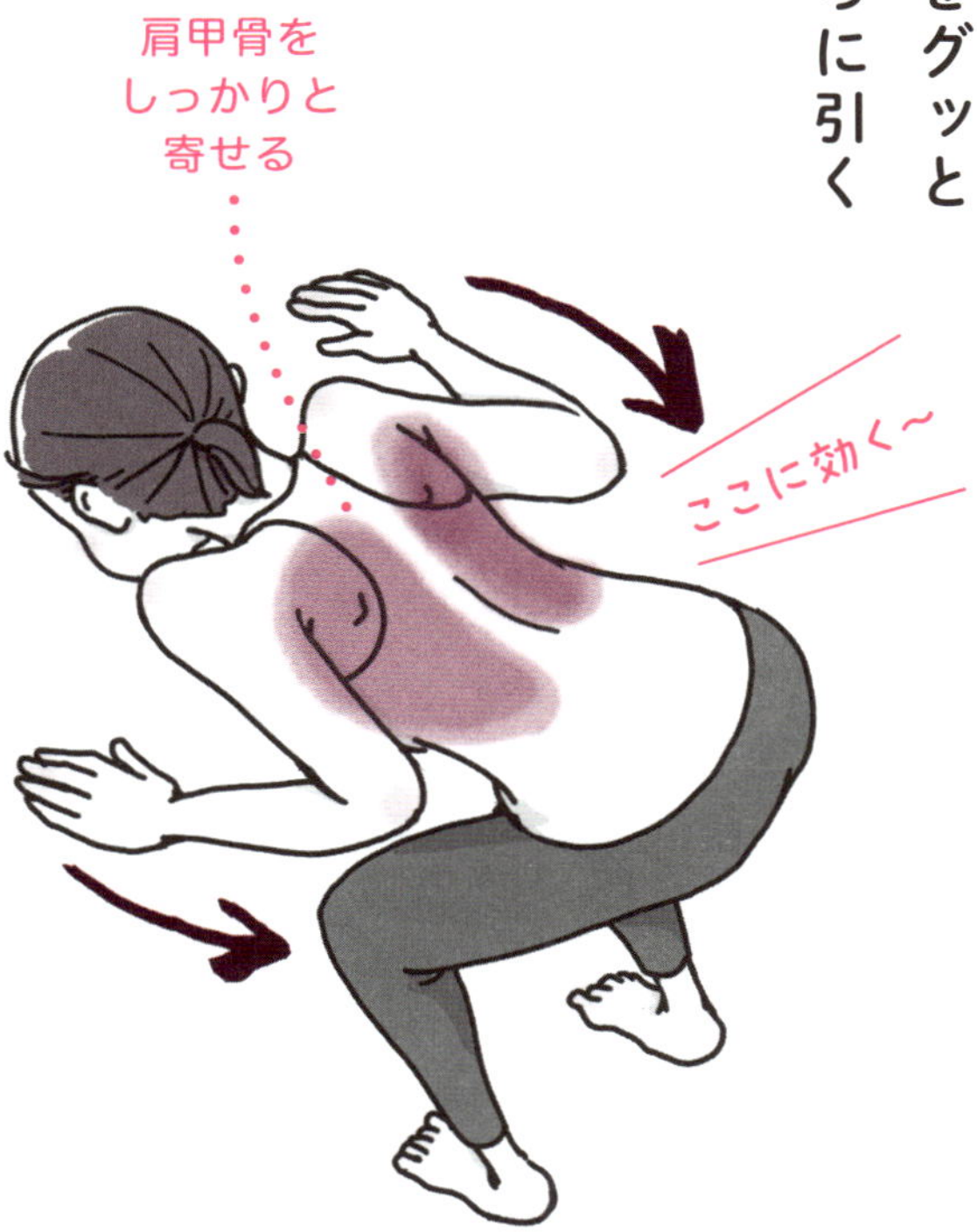
肩甲骨をしっかりと寄せる
ここに効く～

目安の回数
7回

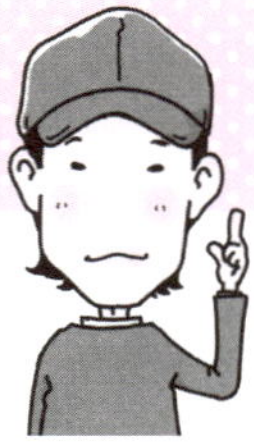

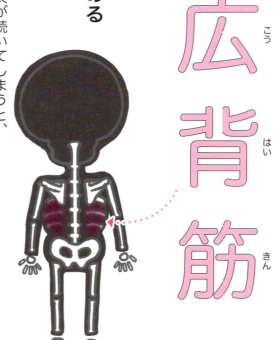

不調をリバウンドさせないために！

効かせたい部位

広《こう》背《はい》筋《きん》

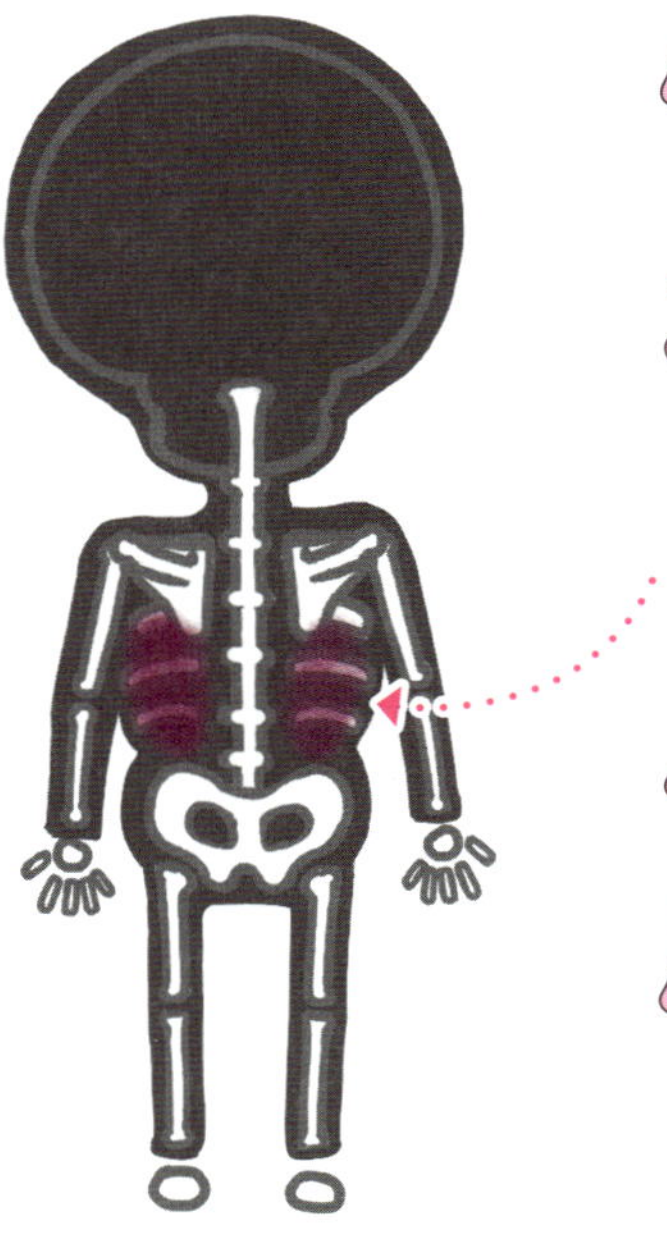

筋肉はゆるめるだけでなく、強化も！

長期間、姿勢不良が続いてしまうと、一時的にゆるめても、また悪い状態に戻ってしまう。根本から解決するためには、筋肉の強化も大切だよ！広背筋の緊張は肩こりの原因にも……

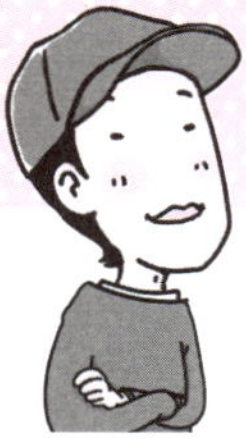

すき間時間に
やってみよう！

ポイント！

背中の大きな筋肉を鍛えることで、上体が安定して、**背すじがピンッと伸びるよ～**

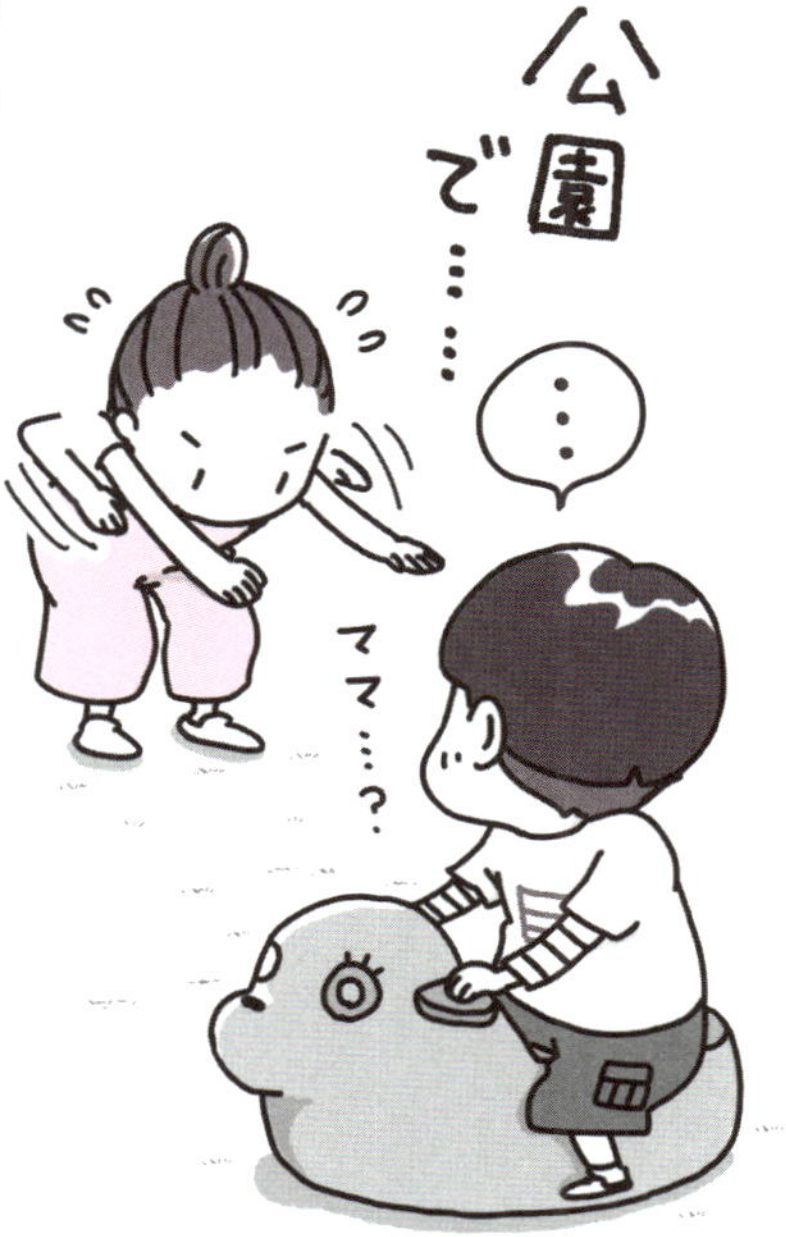

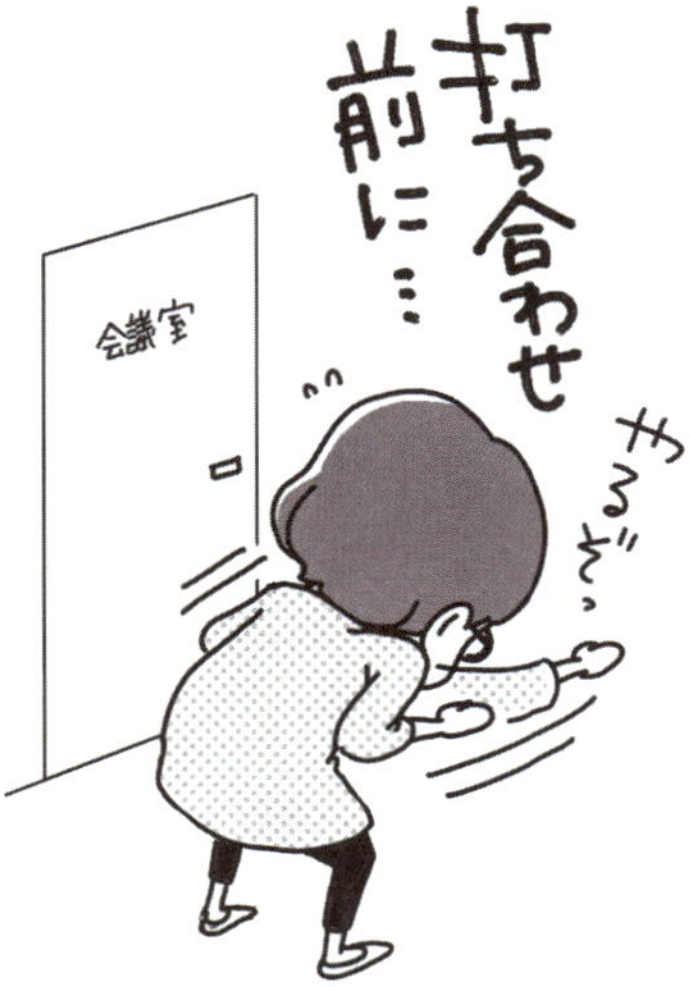

2
猫背

寝返り

スタートポジション

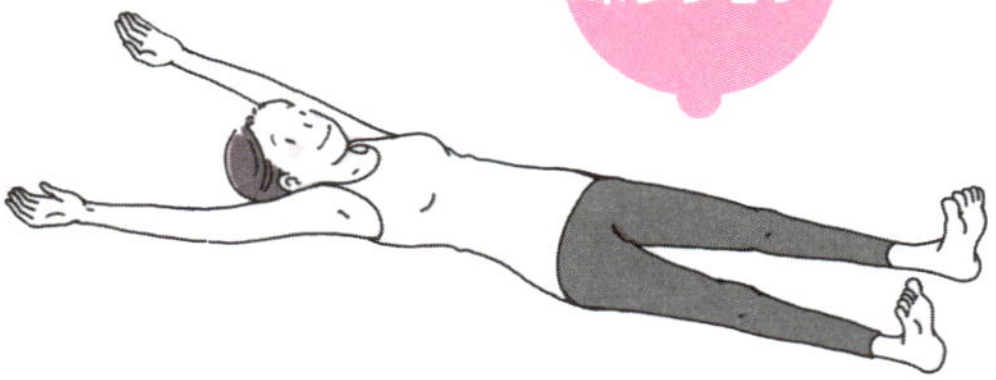

1 あお向けになる

2 片方の手をイラストのように、逆側に伸ばして、そのまま上体を持ち上げる

下半身は残した状態で、上半身だけをねじるイメージで行う

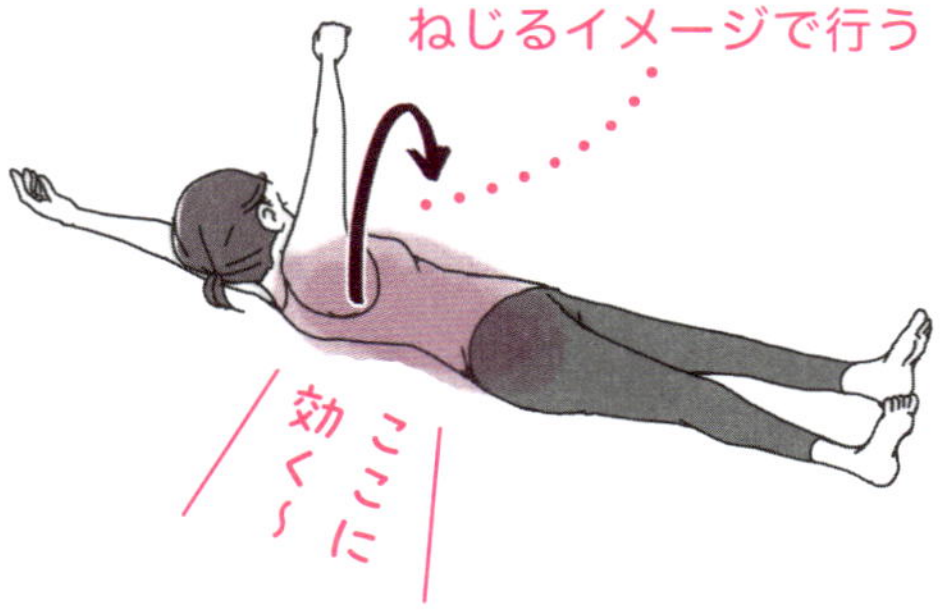

3 上体の重さを利用して、グルッと寝返りしたら、寝返りでもとの姿勢に戻る

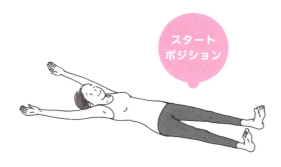

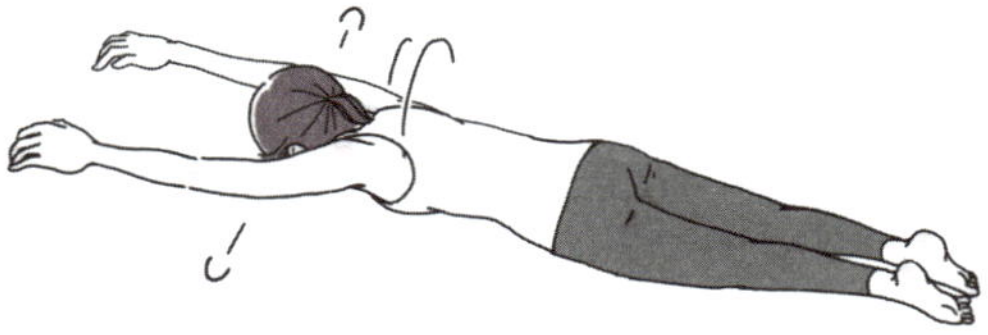

目安の回数
左右3回ずつ

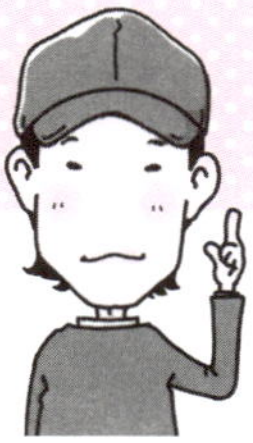

不調をリバウンドさせないために！

効かせたい部位

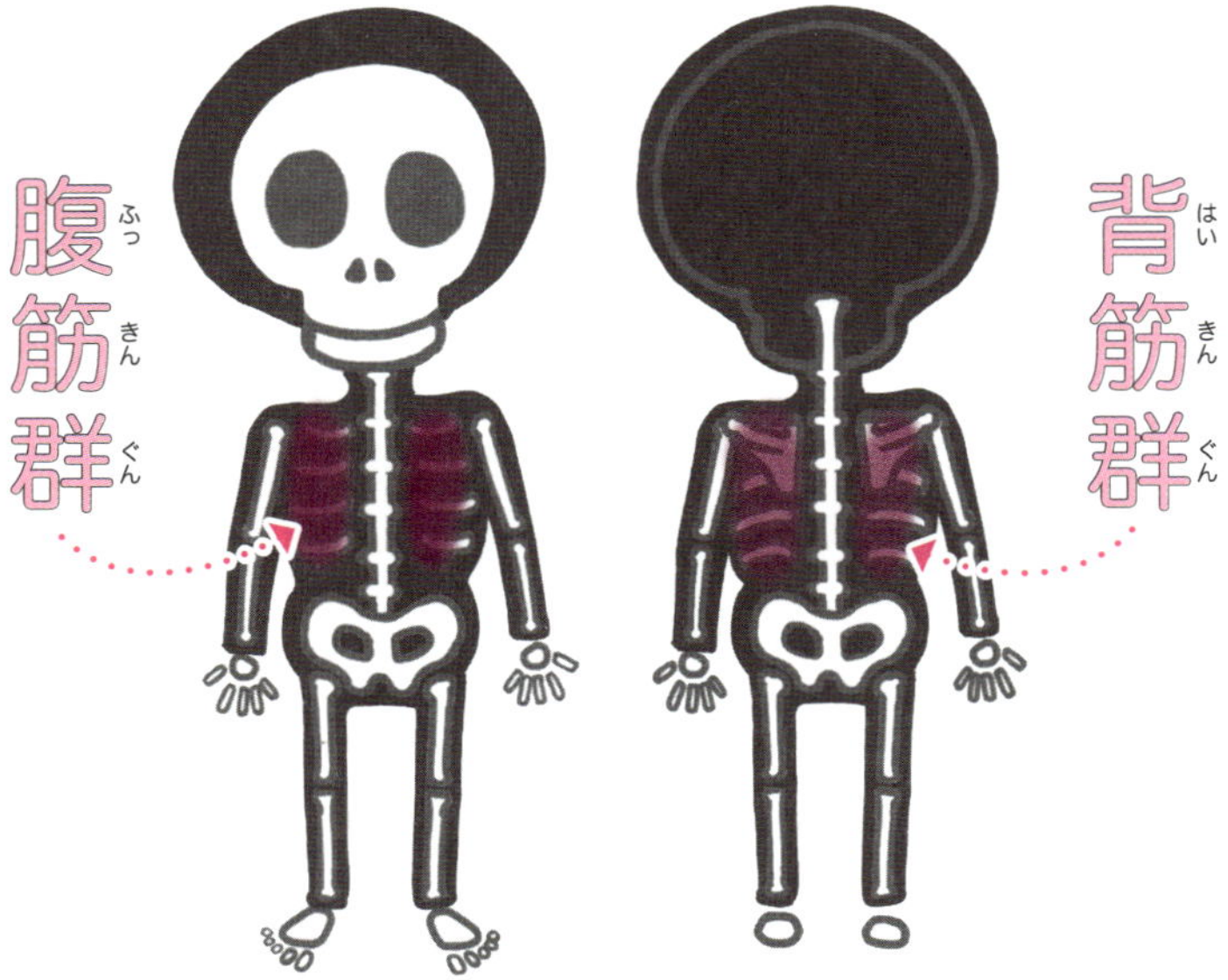

ポイント！
けい椎、胸椎、腰椎の背骨全体を連動して均等に動かせるようになると、身体の機能が回復して、**つら〜い不調からも解放される**んだ！

SEBONE COLUMN-2

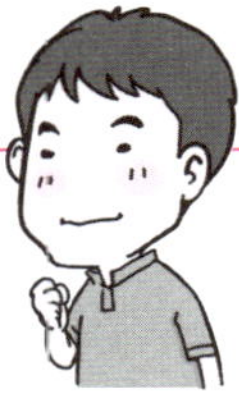

自律神経の乱れで現れる症状

自律神経が乱れるというのは、交感神経と副交感神経がうまく働かなくなってしまっている状態です。どちらかいっぽうが強くがんばりすぎていたり、重症な場合は交感神経も副交感神経も弱りきっていたりします。本来であれば、夕方以降になると副交感神経が優位になり、夜は問題なく眠りにつくことができるところを、自律神経が乱れて交感神経が過剰に働いていると、夜になっても緊張が取れず眠れなくなってしまうのです。

自律神経のバランスが崩れると全身にさまざまな症状が現れます。全身の倦怠感や疲労感、不眠、便秘や下痢、吐き気、食欲不振、冷え、ほてり、多汗、頭痛、首や肩のこり、動悸や息切れ、メンタルの不調など本当にさまざま。症状は１つではなく、日によって（※時間によっても）さまざまな不調が重なって出てくるのも特徴。私が外来診療をしていて、とくに多いと感じる症状は、全身の倦怠感や疲労感、不眠、首や肩のこり、メンタルの不調です。

原因はさまざまですが、とてもざっくり言ってしまうとストレスです。精神的なストレスをはじめ、光や音、気温や気圧の変化、過重労働や生活習慣の乱れ……。そして、骨格のゆがみも身体にとってストレスになります。患者さんからの声で圧倒的に多いのが、「デスクワークをするようになってから体調が悪くなりました」。座りっぱなしの姿勢で首や肩のこり、姿勢不良が起こりやすく、自律神経にとっては負担の大きい環境のようです。大きなストレスがきっかけで不調を引き起こすこともありますし、いくつかのストレスが複雑に絡み合って、限界を超えたときに不調が発生することもあります。

専門外来の患者さんには、「首や肩のこり、だるさがつらく、気になって受診しました」という比較的軽症な人から、「具合が悪すぎて仕事や学校に行けません」「体調が悪いので生活するのがやっと。予定や約束ごとも苦手です」という重症な人までいらっしゃいます。症状が重い人は低血圧の症状を強く持っているケースが多く、問診で「朝、起きられない」「立っているのが苦手」「食後に具合が悪くなる」「ストレスに弱くてすぐに体調を崩す」といった症状が挙がります。

chapter.3

腰痛（反り腰）を改善したい人の「背骨リセット」

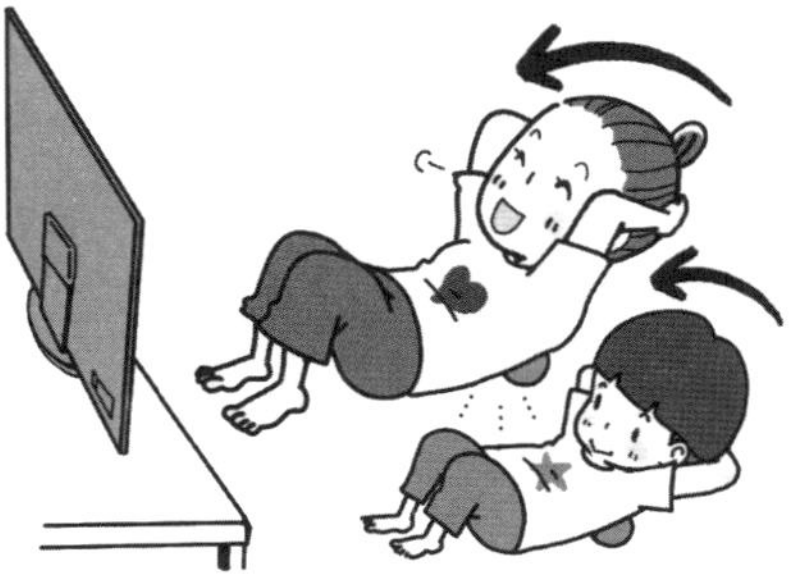

脊柱起立筋ほぐし

準備するもの

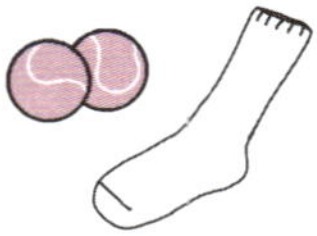

●テニスボール 2 個
●くつ下

↓

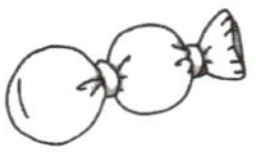

テニスボールをくつ下に入れて、ヘアゴムなどで留めます

1

くつ下に入れたテニスボールを背骨の両脇にある筋肉に当たるように置く

スタートポジション

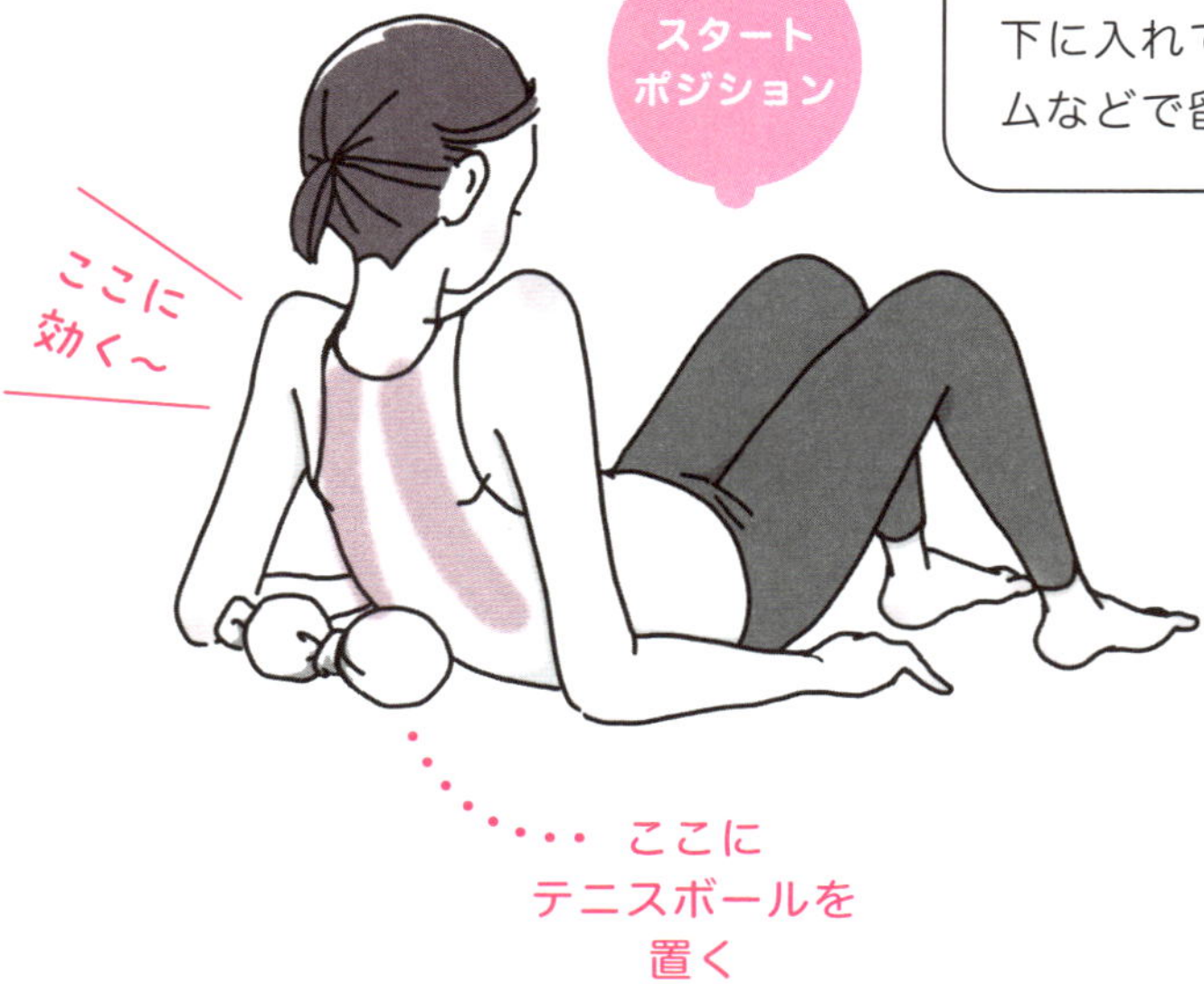

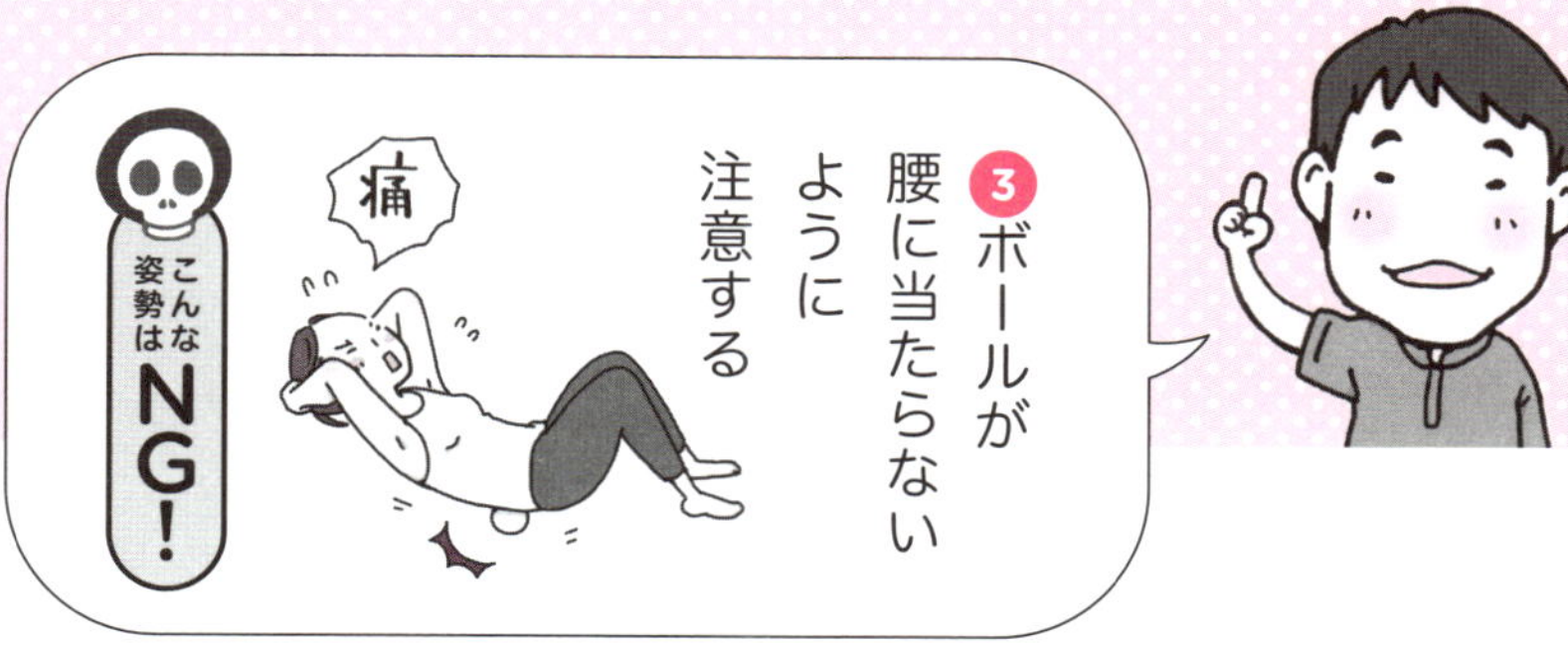

3 ボールが腰に当たらないように注意する
痛
こんな姿勢はNG!

2 背骨の両脇の筋肉に当たるよう、調整しながらあお向けになる

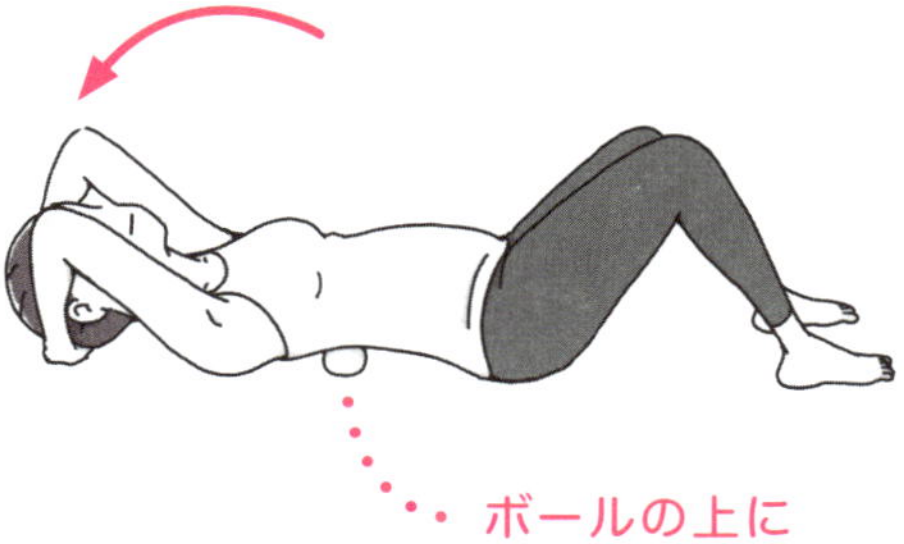

ボールの上にゆっくり乗る

3 ボールが当たっている部分に圧を感じた状態で、位置がズレないよう、ゆっくり上体を起こす

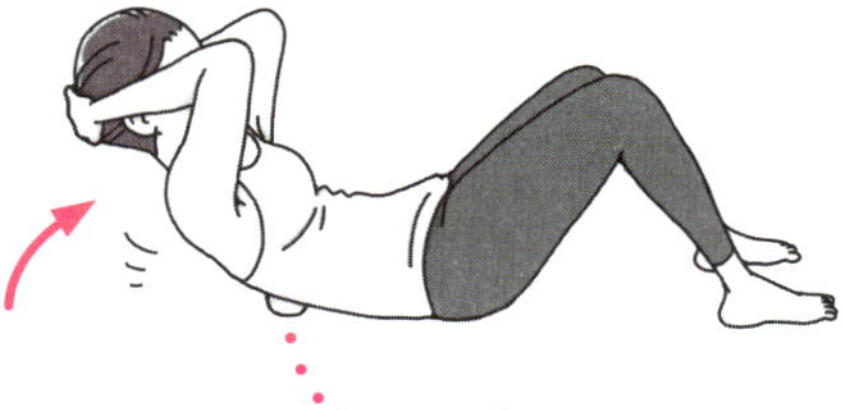

ボールから身体が離れない程度に上体を起こす

目安の回数
7回

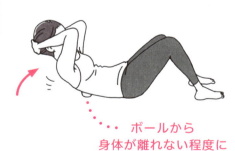

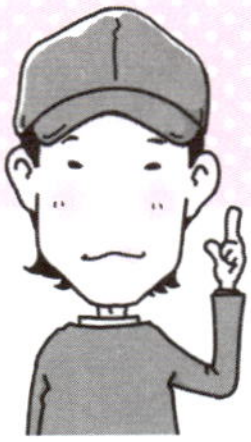

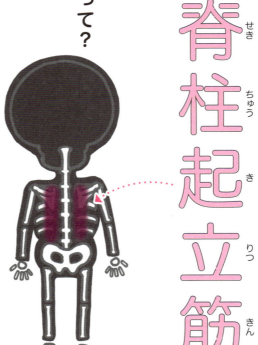

不調をリバウンド
させないために！

効かせたい
部位

脊《せき》柱《ちゅう》起《き》立《りつ》筋《きん》

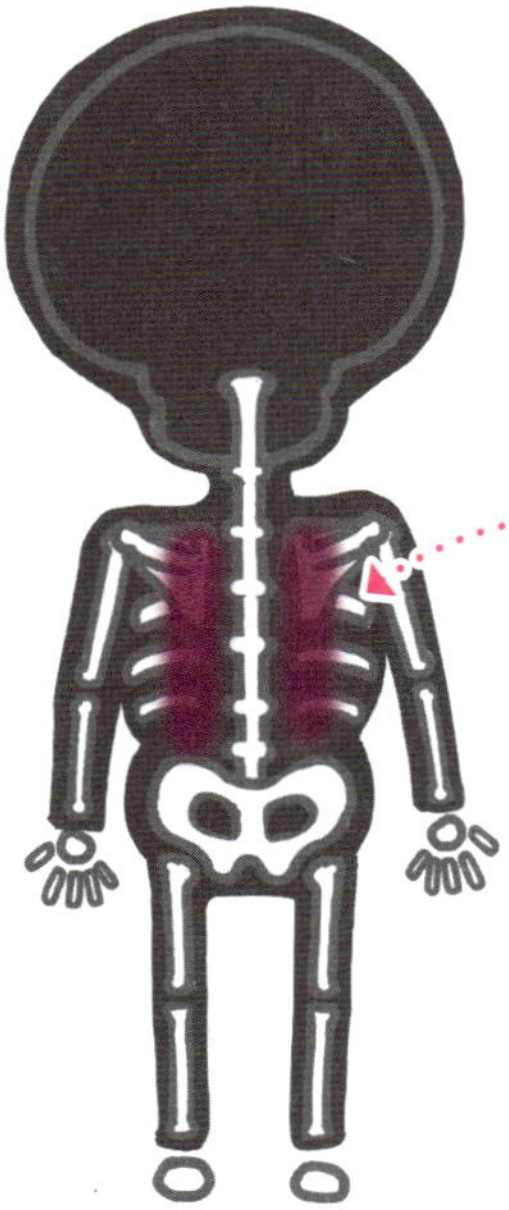

脊柱起立筋って？

脊柱起立筋は
背骨を立てて、
姿勢を維持する
役割を担う重要なパーツ。
中心軸でもある、この筋肉がかたくなると、
身体全体の動きが悪くなって腰痛の原因になるよ～

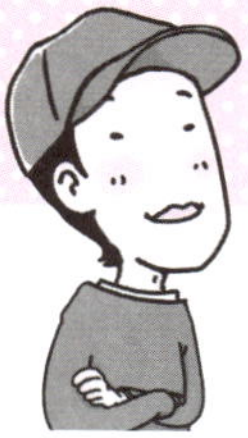

すき間時間に
やってみよう！

ポイント！

インナーマッスルである脊柱起立筋を鍛えると、背中の大きな筋肉への負担が軽減されて、**こりやハリも緩和されるんだ！**

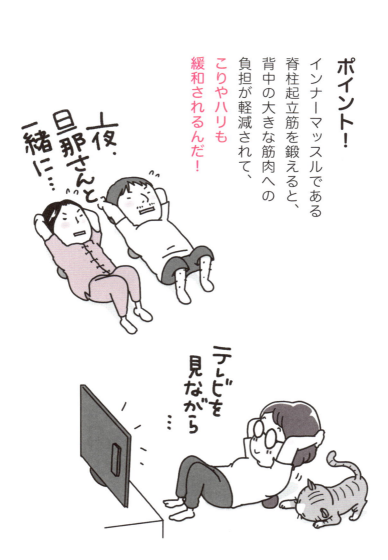

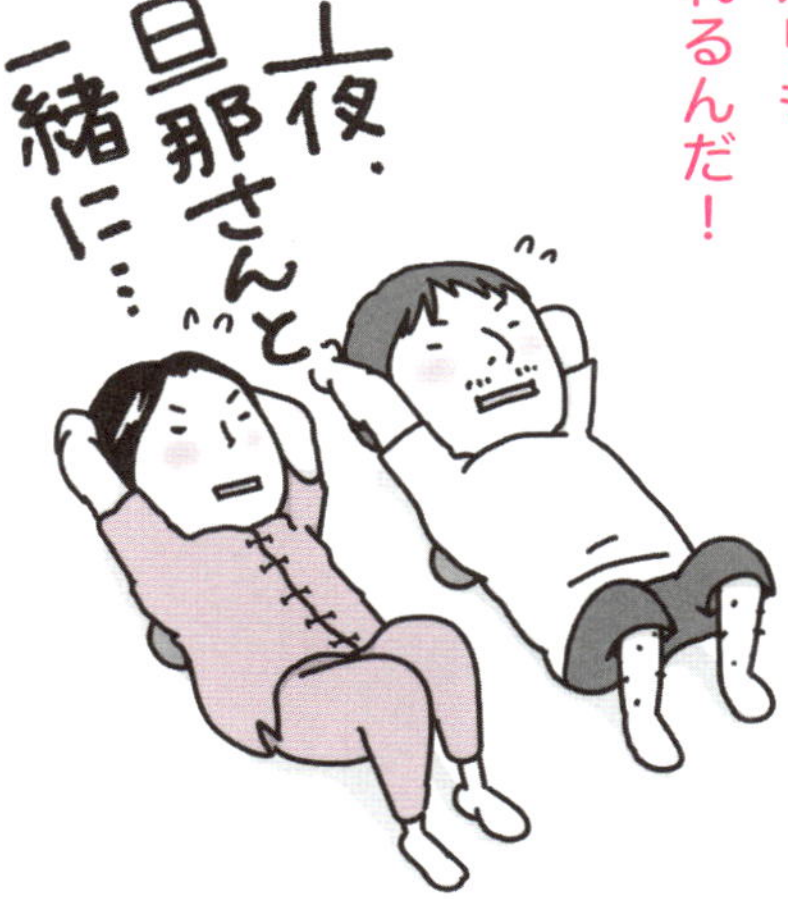

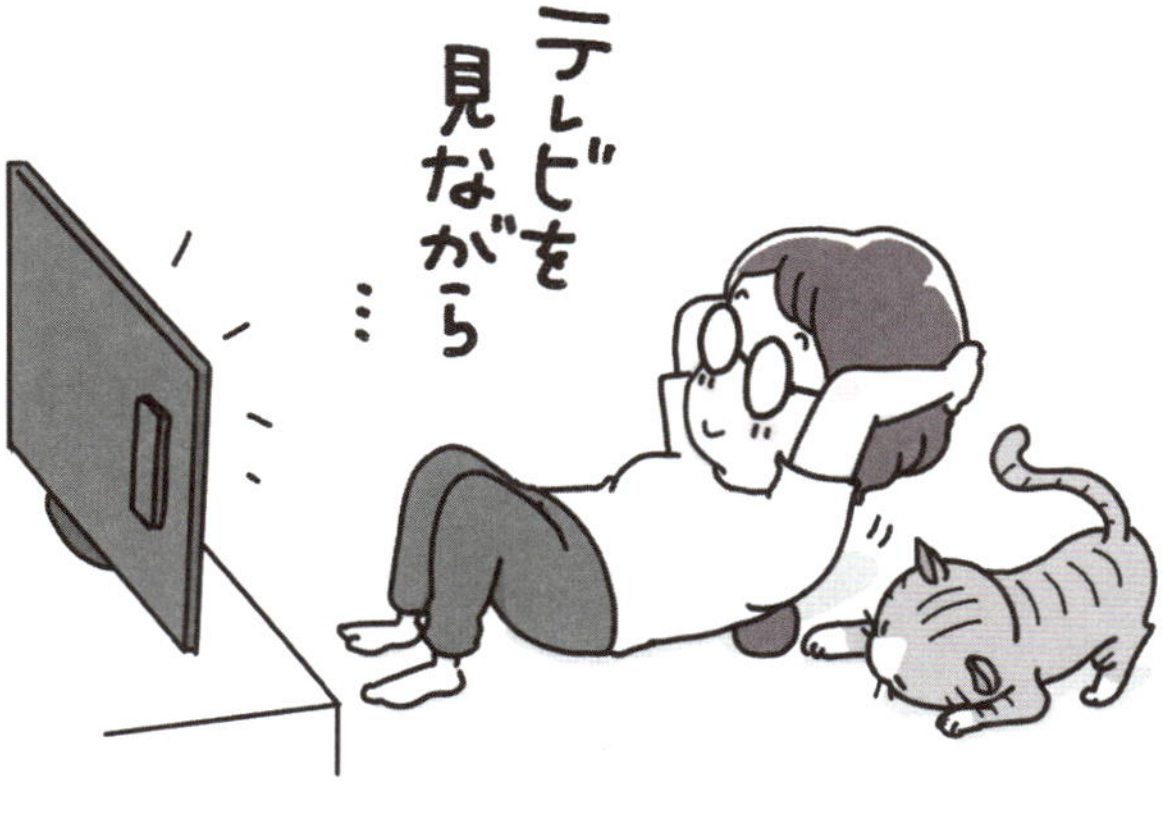

スパイン
ストレッチ

腰痛（反り腰）を改善

1 足を立てた状態で座り、上体を前かがみにしてつま先をつかむ

2 膝を徐々に伸ばしていく

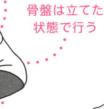

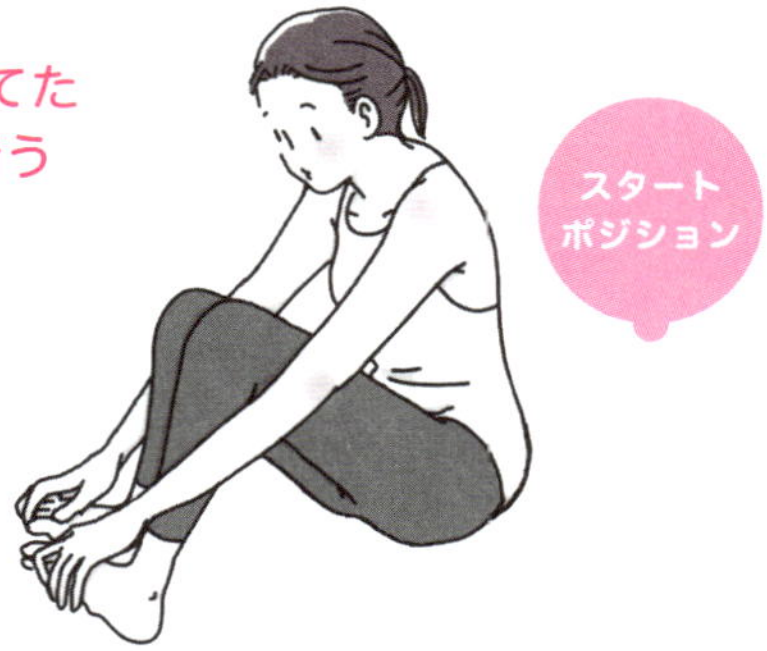

スタート
ポジション

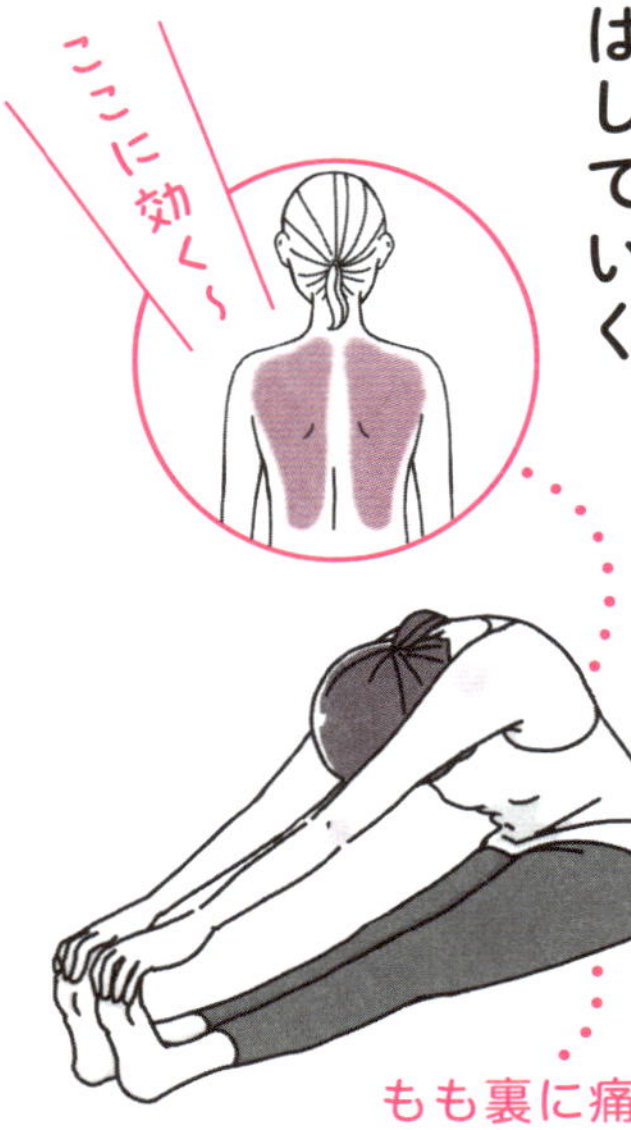

ここに効く～
骨盤は立てた
状態で行う
もも裏に痛みが
出るようなら、軽く
膝を曲げた状態でもＯＫ

目安の回数
2の状態でキープして5呼吸

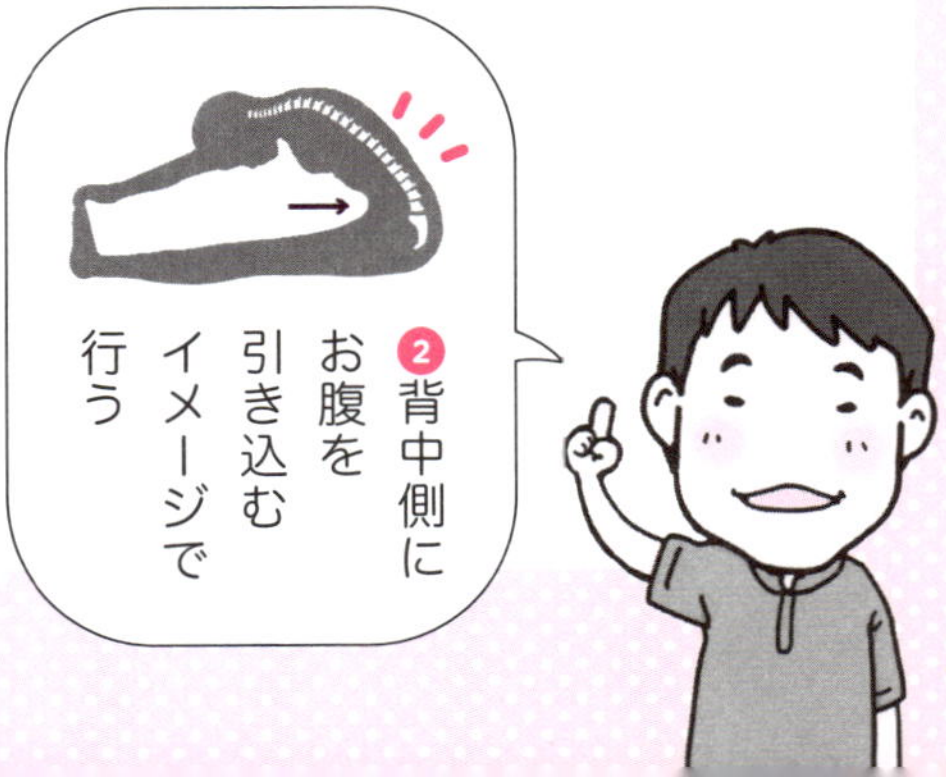

2背中側にお腹を引き込むイメージで行う

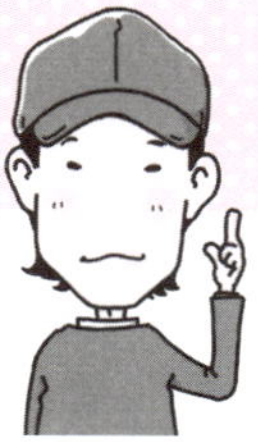

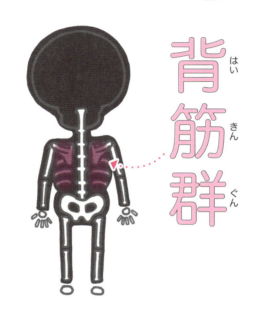

不調をリバウンドさせないために！

効かせたい部位

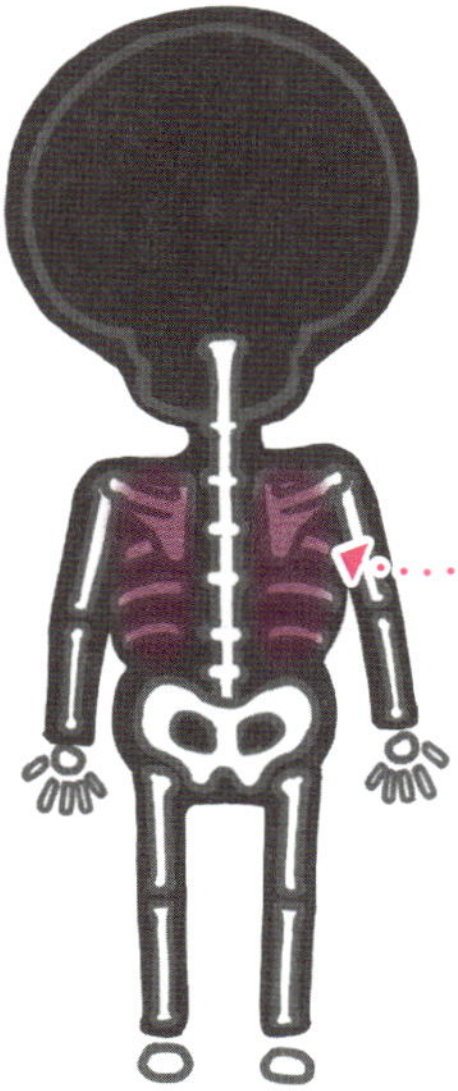

背《はい》筋《きん》群《ぐん》

ポイント！

反り腰の人は
腰椎のカーブが
強くなって、
まわりの筋肉も
緊張状態に。
連動して
股関節にも
支障が出てしまう
恐れがあるので、
ゆるめておく
ことが大切！

お尻の上げ下げ

1

膝は肩幅に開き、立てた状態であお向けになる。腕は軽く開いて床に置く

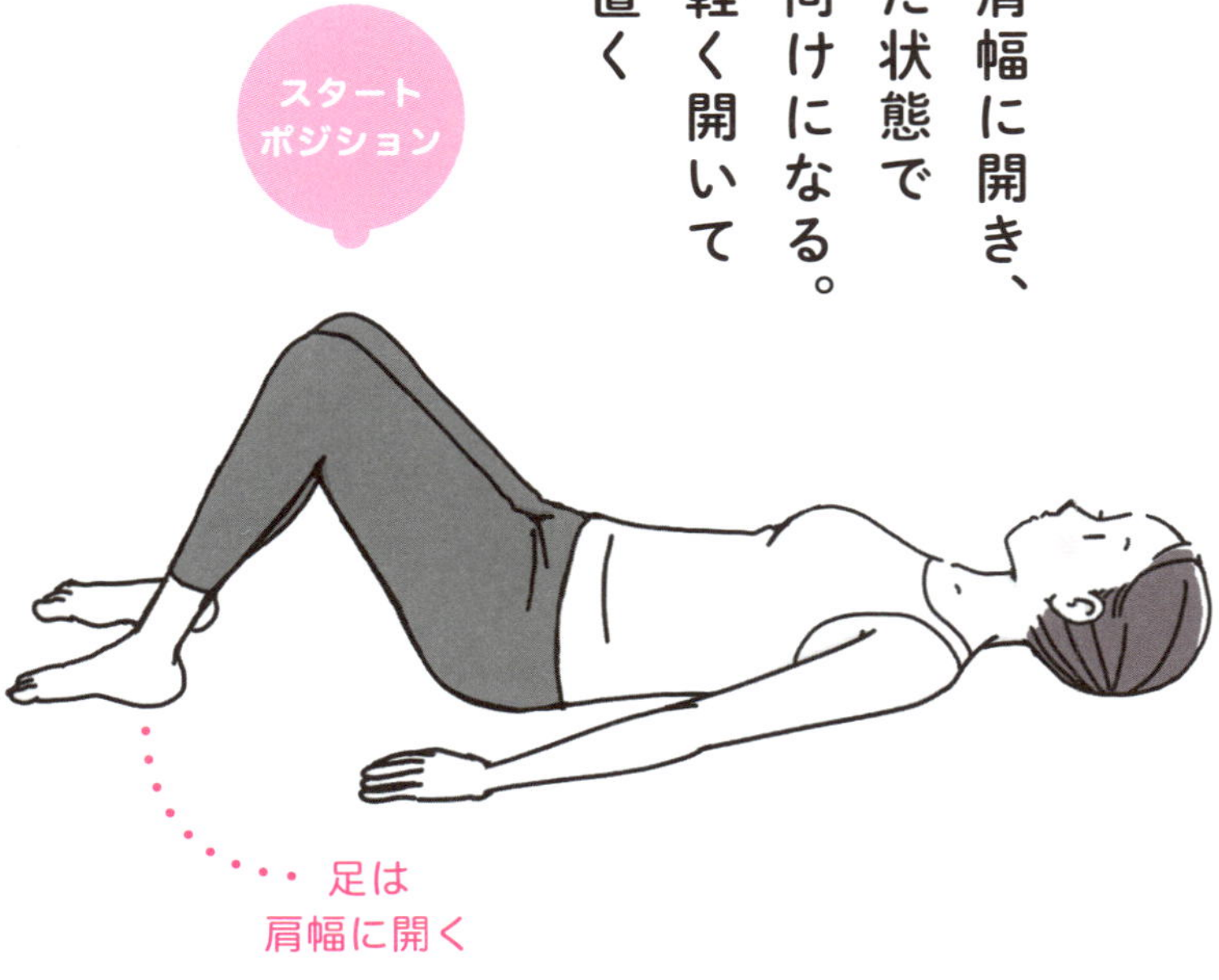
スタートポジション
足は
肩幅に開く

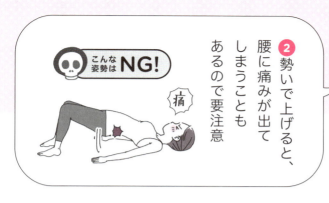

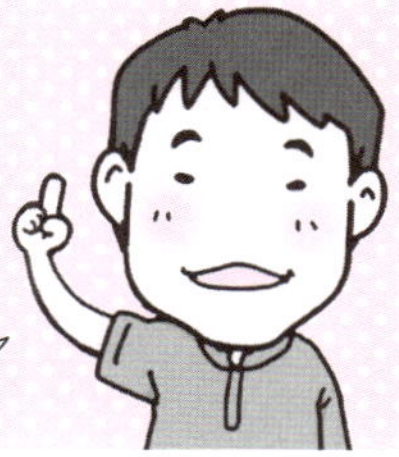

2 勢いで上げると、腰に痛みが出てしまうこともあるので要注意

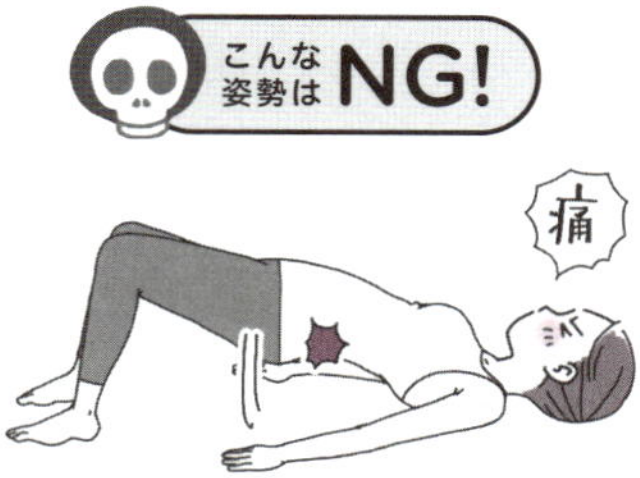

こんな姿勢はNG!
痛

2 肩を床につけた状態で、ゆっくりお尻を上げる

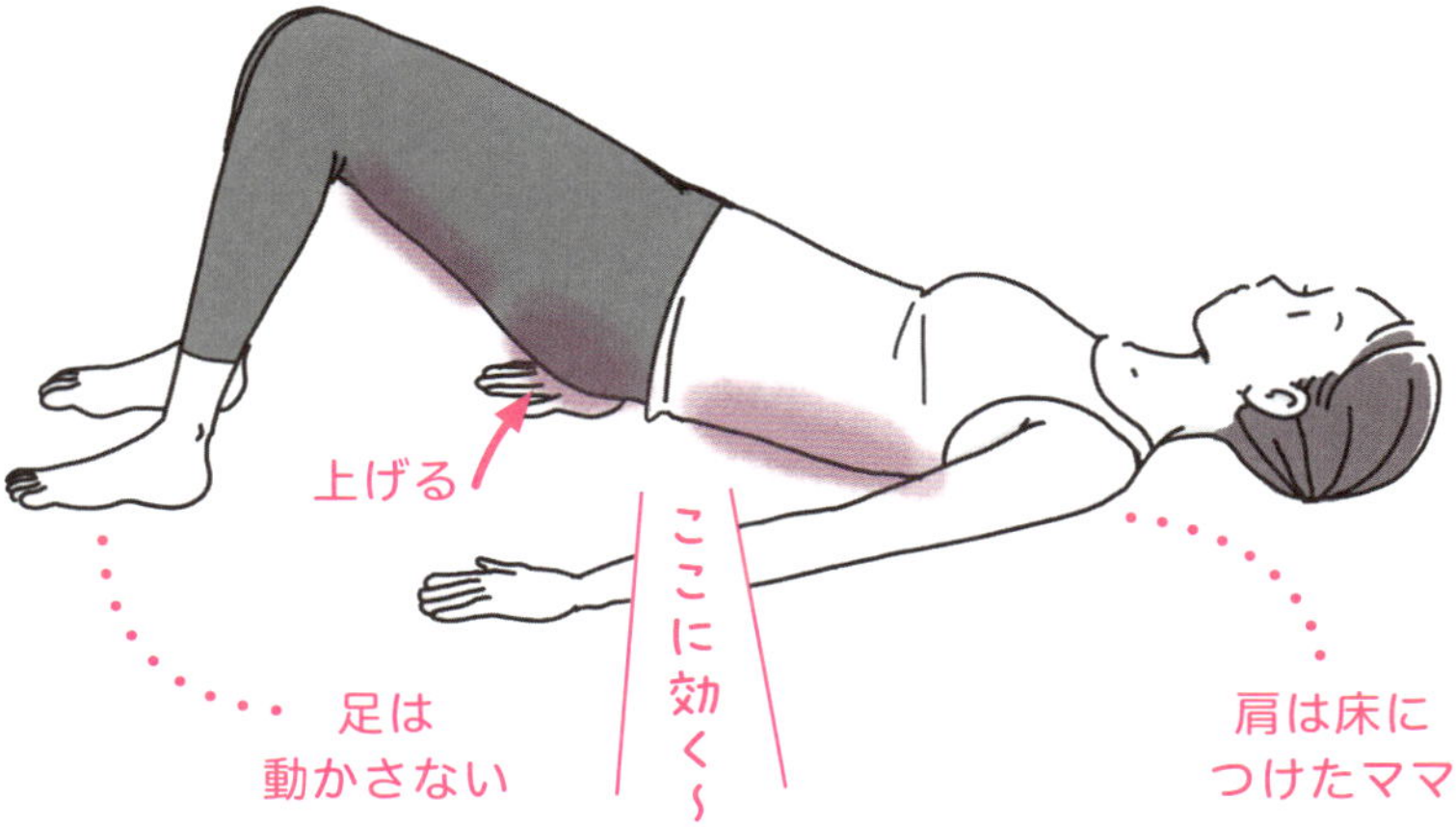

上げる
ここに効く〜
足は動かさない
肩は床につけたママ

目安の回数
7回

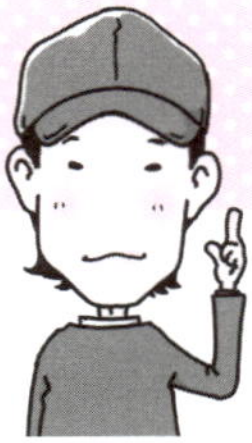

不調をリバウンド させないために！

効かせたい 部位

反り腰の 改善には？

こわばった背骨の
柔軟性を
取り戻すことが重要。
背骨1つ1つの動きを意識することで
可動性が向上するよ！

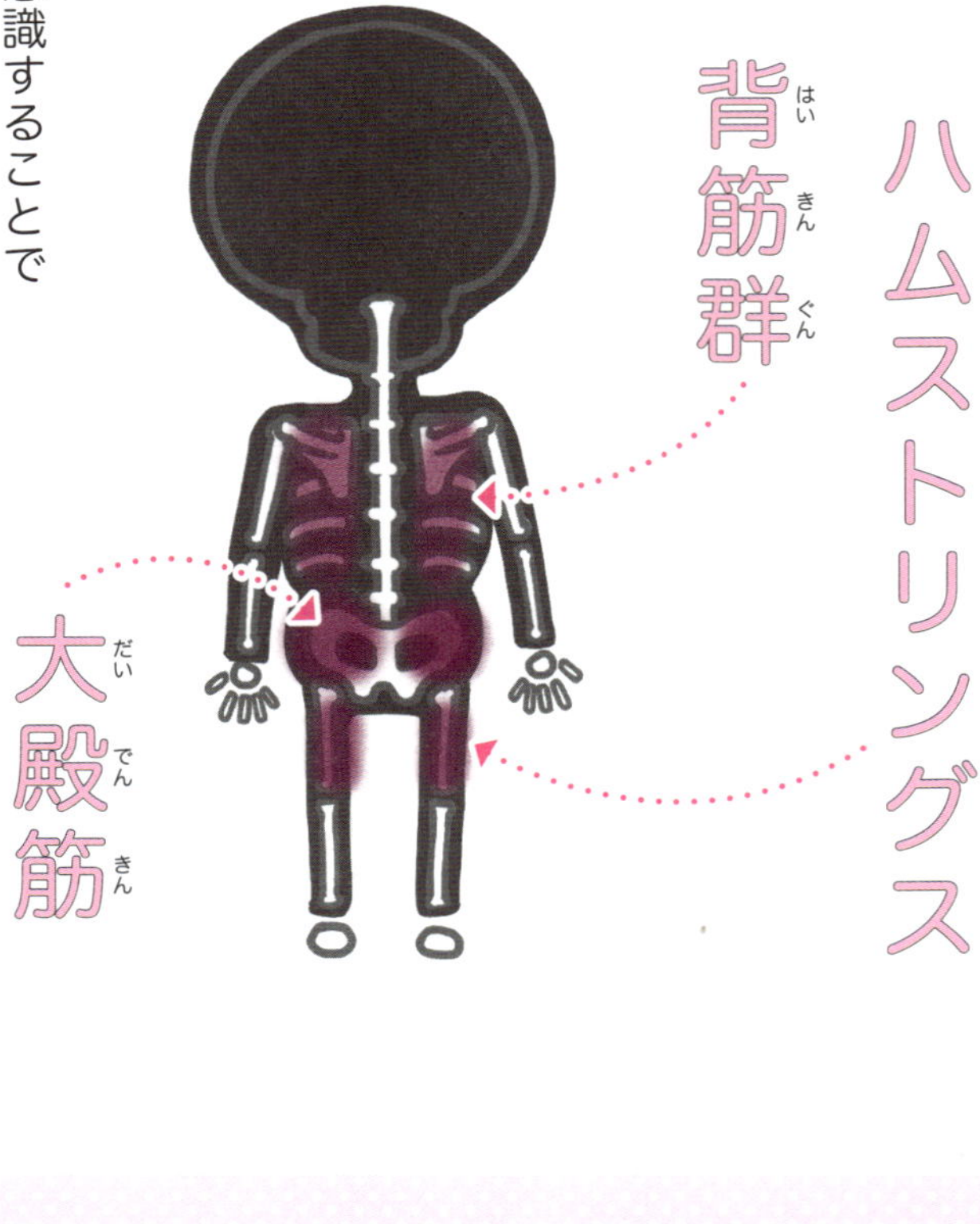

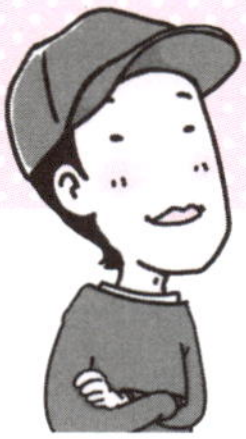

すき間時間に
やってみよう！

ポイント！

お尻やもも裏など下半身の筋肉や、体幹も鍛えられるから、**腰痛や姿勢改善にはもってこい**のメニューだよ！

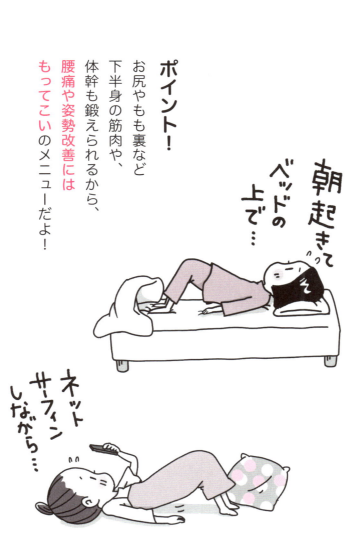

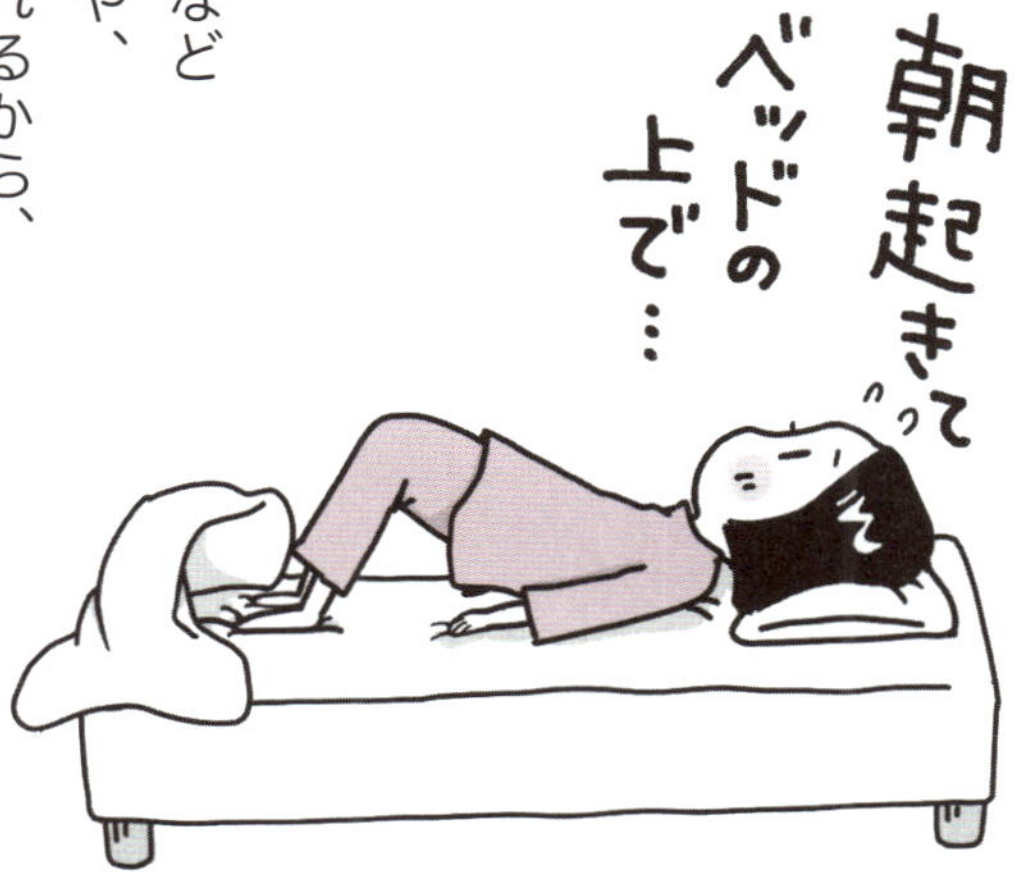
朝起きて
ベッドの
上で…

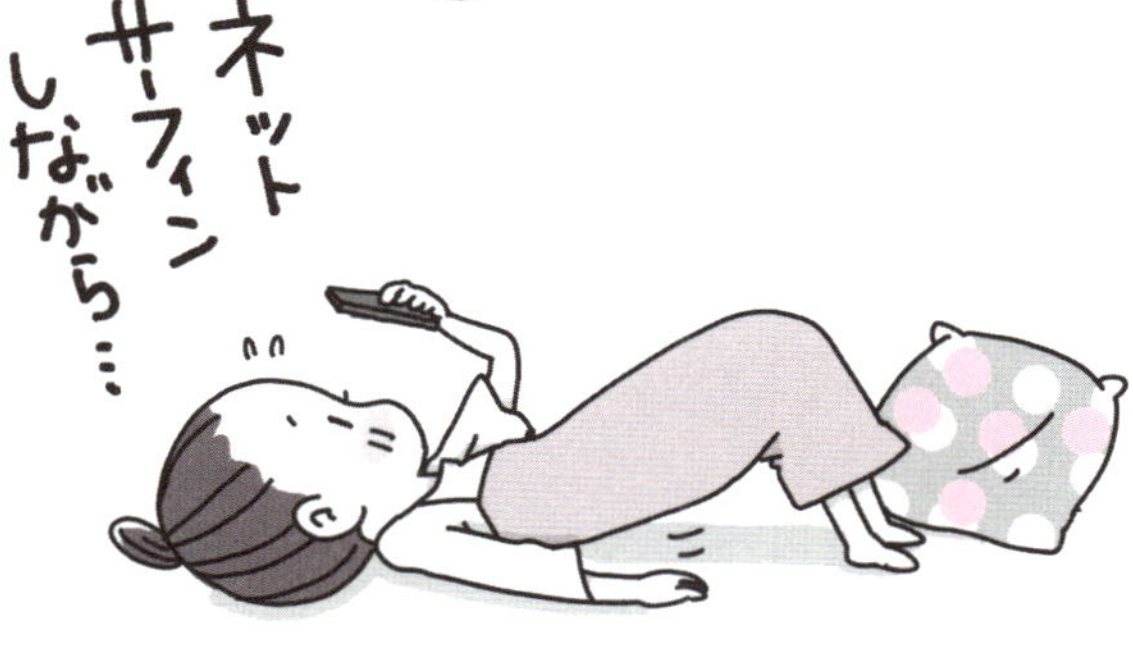
ネット
サーフィン
しながら…

ロールバック

腰痛（反り腰）を改善

1

腕は大きめのボウルを抱えるような状態にし、膝を立てて座る

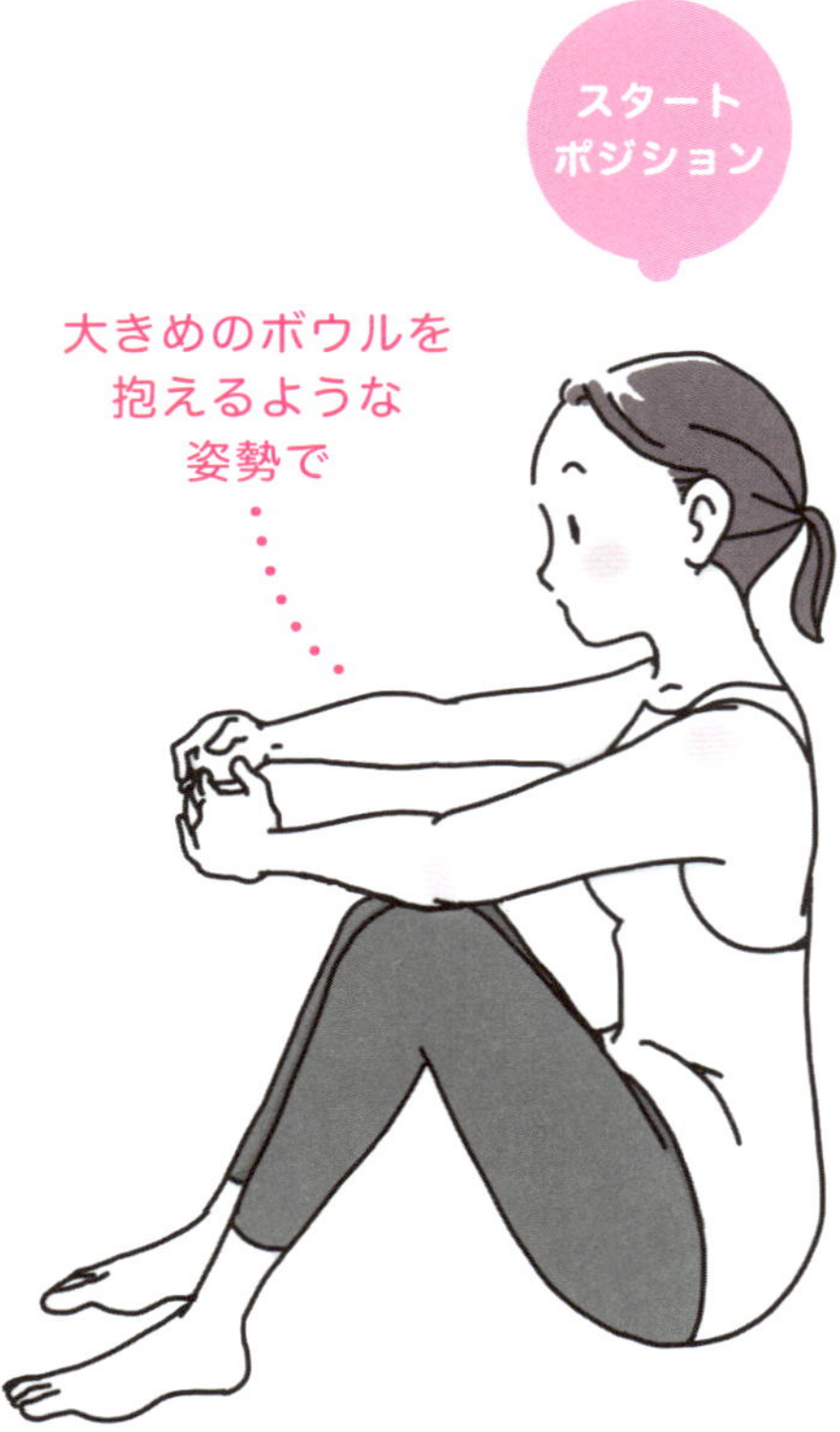
スタート
ポジション
大きめのボウルを
抱えるような
姿勢で

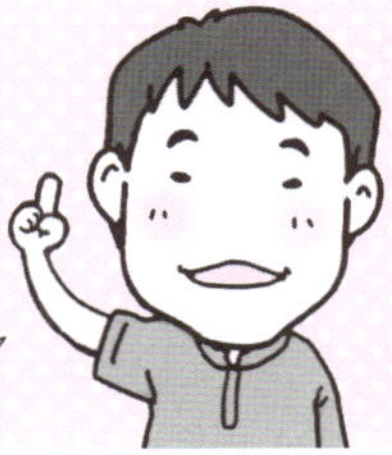

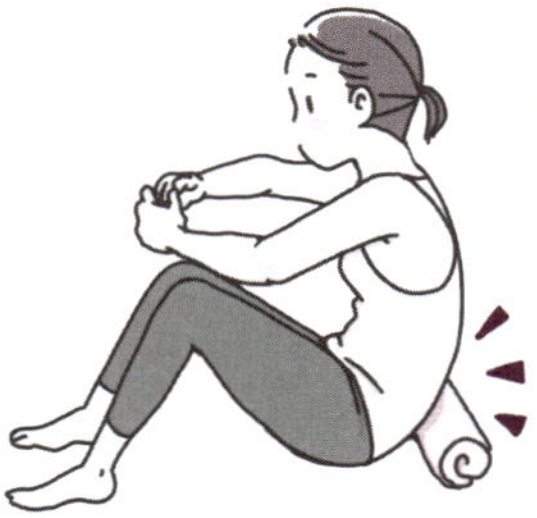

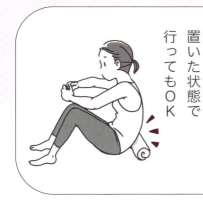

❷骨盤を倒す角度が定まらない人は、最初は丸めたタオルやクッションなどを置いた状態で行ってもOK

2

お腹を平らにするよう意識して骨盤を後ろへ倒す。胸を前へ出すイメージでゆっくりもとの姿勢に戻す

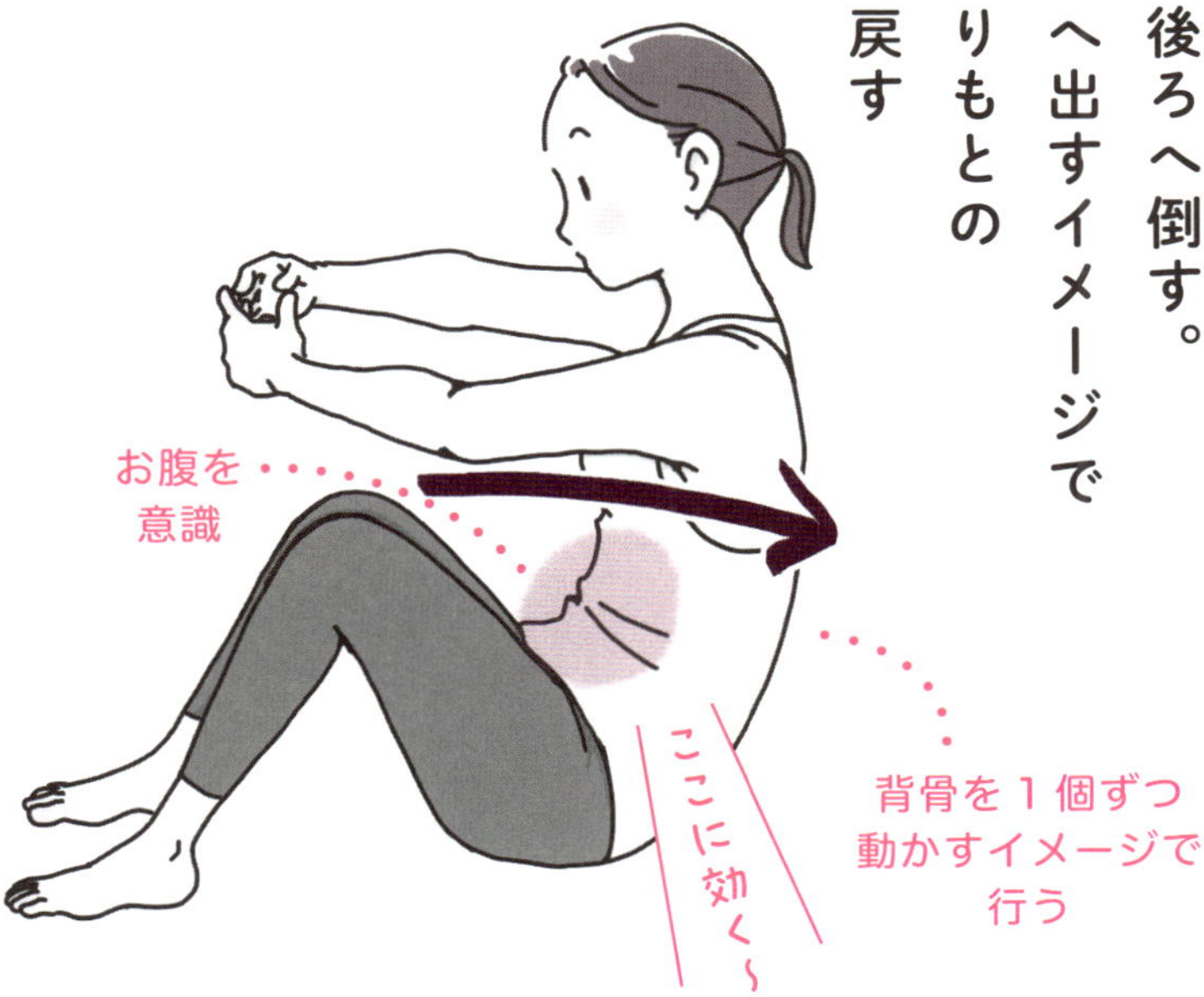
お腹を意識
ここに効く～
背骨を1個ずつ動かすイメージで行う

目安の回数
7回

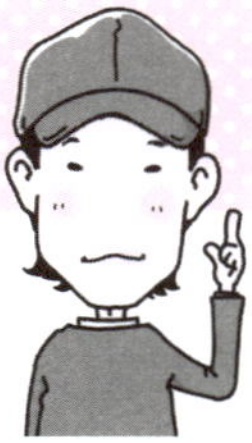

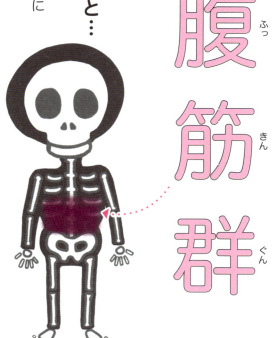

不調をリバウンド させないために！

効かせたい部位

腹《ふっ》筋《きん》群《ぐん》

腹圧を高めると…

腰椎のカーブを
適度に伸ばすために
活躍するのが
お腹のインナーマッスル。
ここが弱いと、
反り腰になって腰痛の原因に……

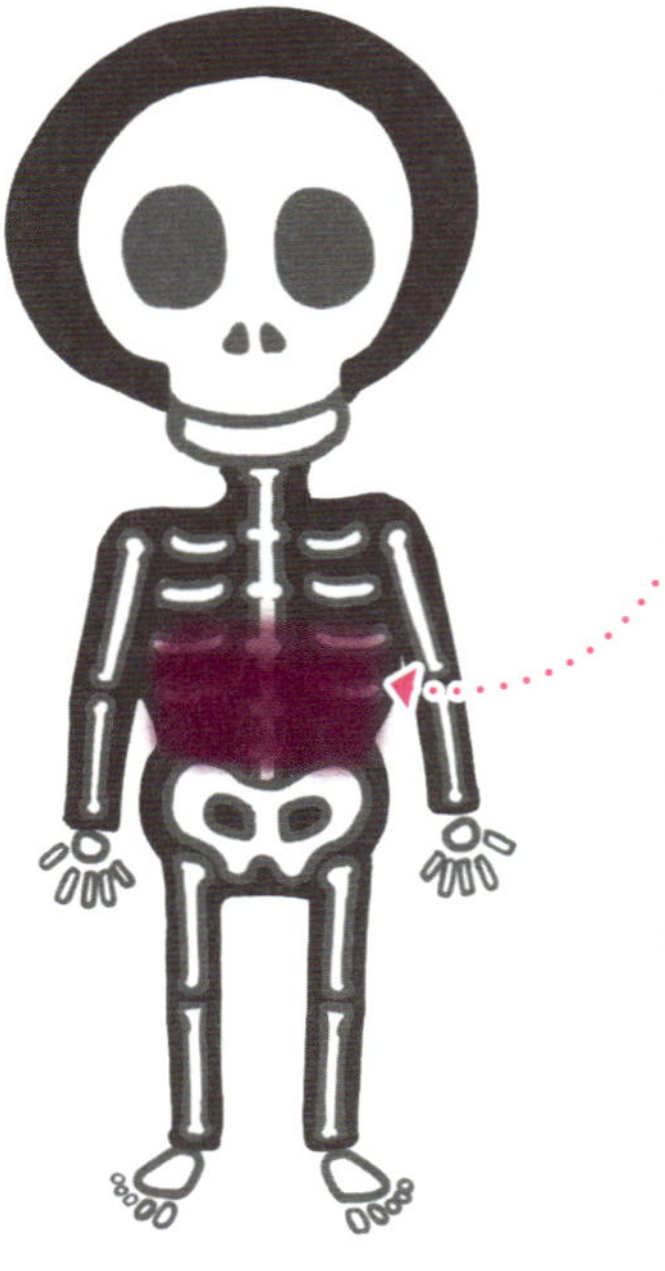

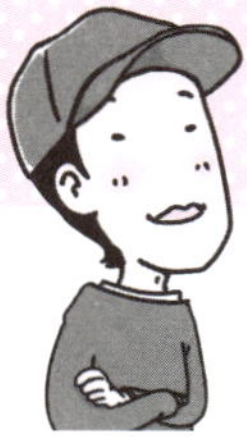

すき間時間にやってみよう!

ポイント!

腹圧を高めることができると、**骨盤が定位置で安定するようになって、背骨も安定する**よ!

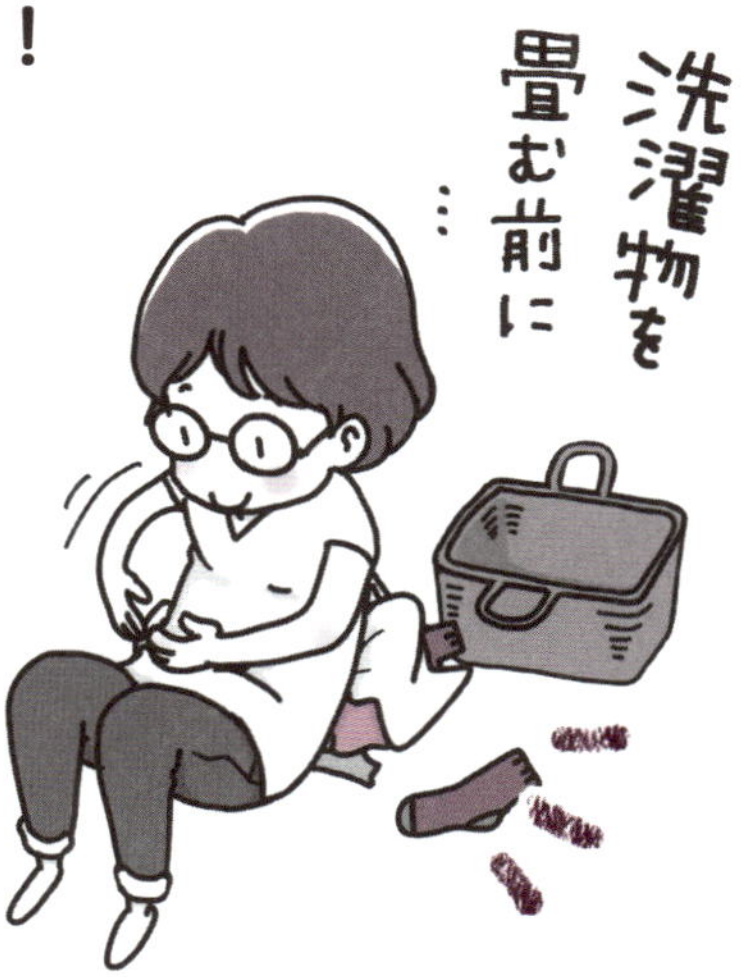
洗濯物を畳む前に…

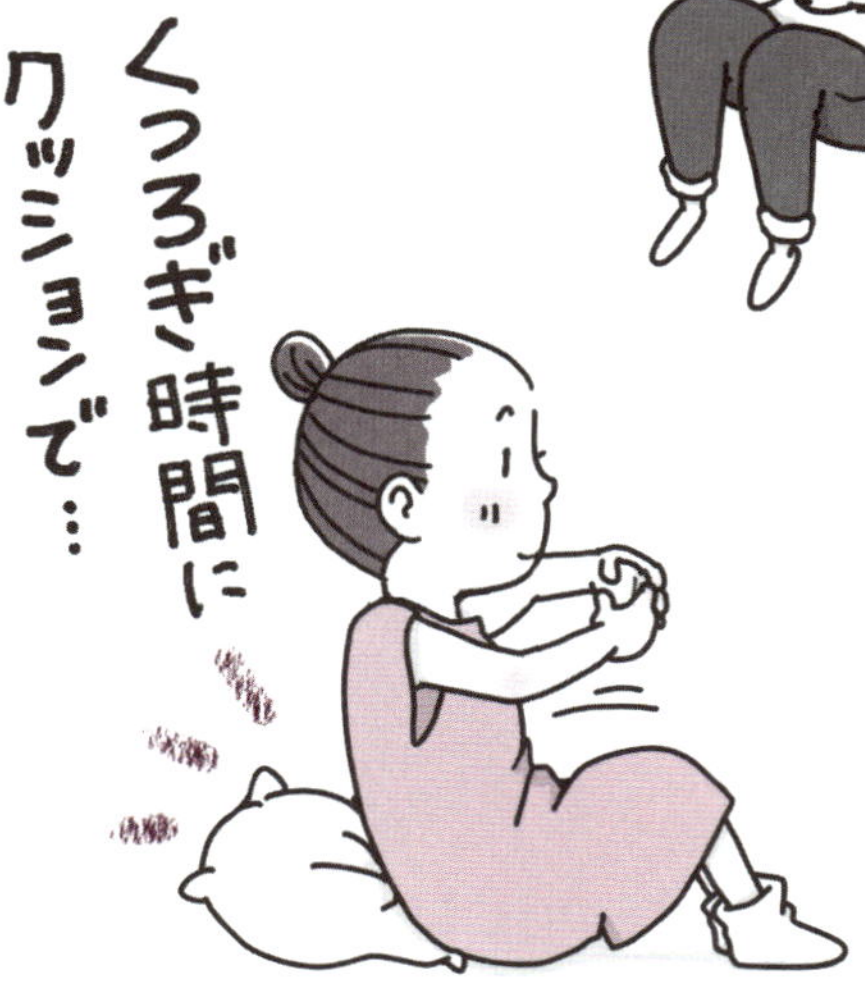
くつろぎ時間にクッションで…

ヘッド ロールアップ

腰痛（反り腰）を改善

1

あお向けになり、こぶし1個分開けて、膝を立てる

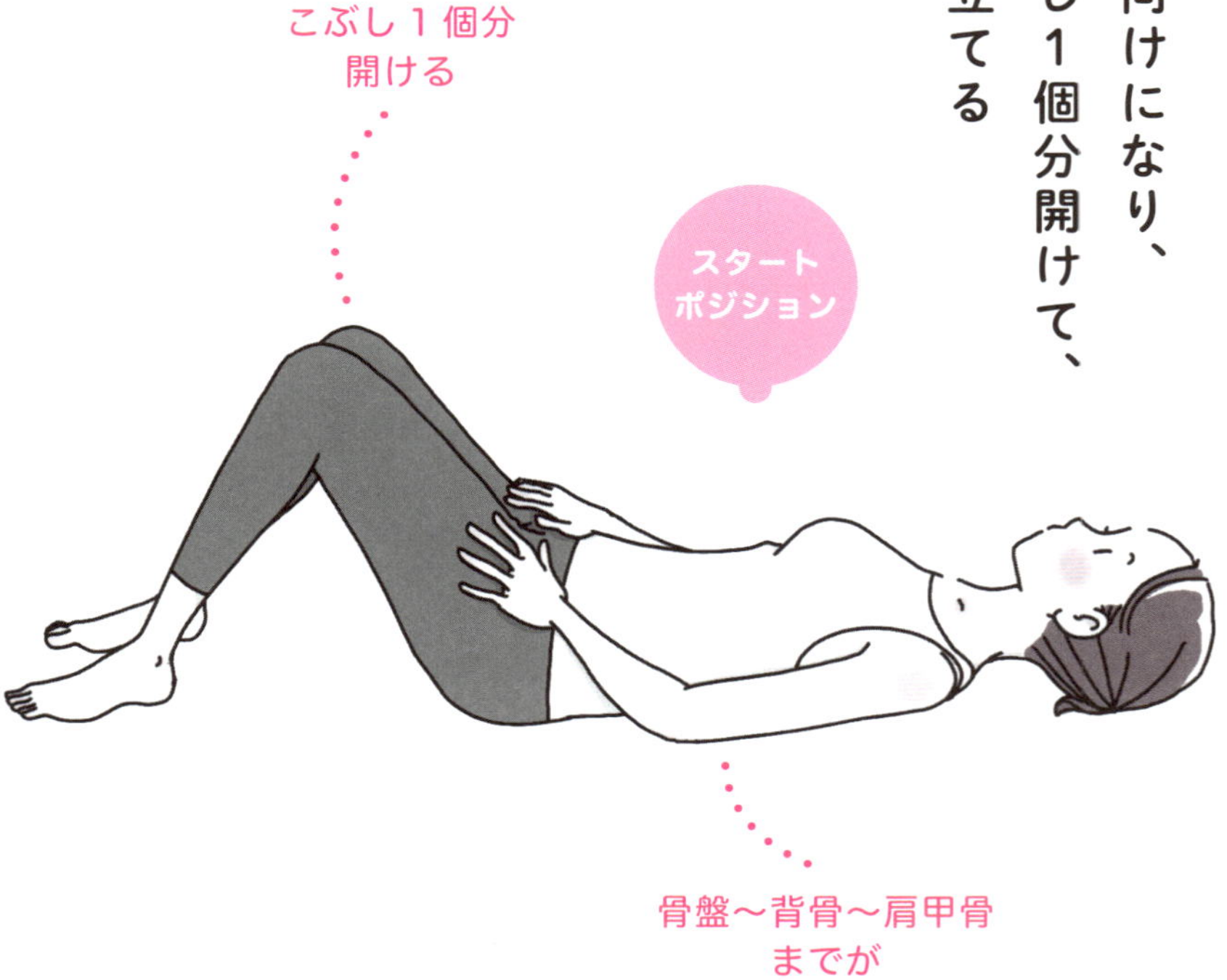

スタート ポジション
こぶし1個分開ける
骨盤〜背骨〜肩甲骨までが床に触れているように

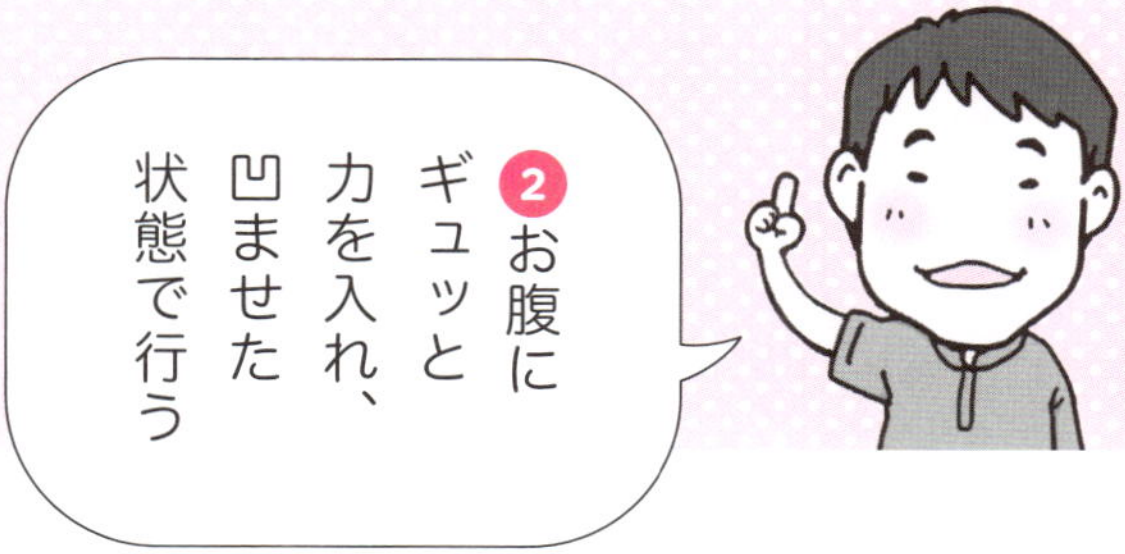
2 お腹にギュッと力を入れ、凹ませた状態で行う

2

両手を太ももに置き、上体を丸めながらゆっくり起こす。ゆっくりともとの姿勢に戻す

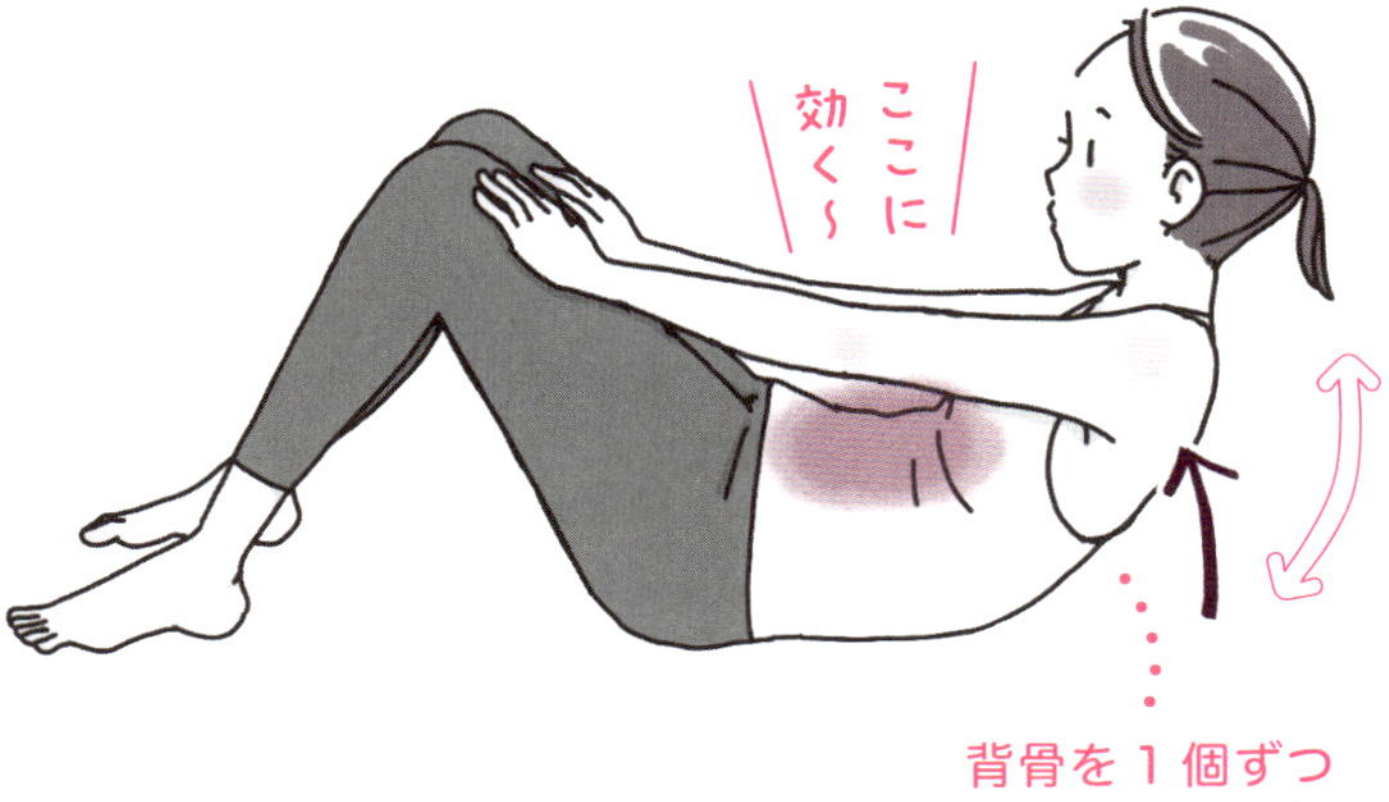
ここに効く～
背骨を1個ずつ動かすイメージで行う

目安の回数
7回

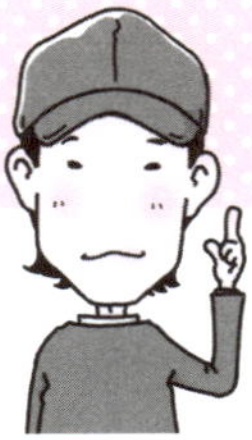

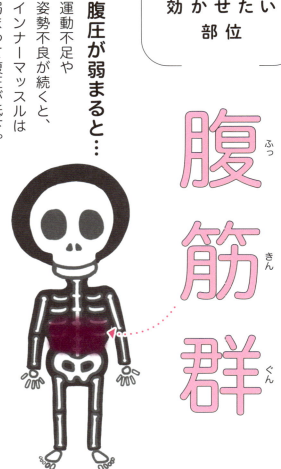

不調をリバウンド
させないために！

効かせたい部位

腹《ふっ》筋《きん》群《ぐん》

腹圧が弱まると…

運動不足や
姿勢不良が続くと、
インナーマッスルは
弱まって腹圧が低下。
これは腰痛を引き起こす原因になるよ

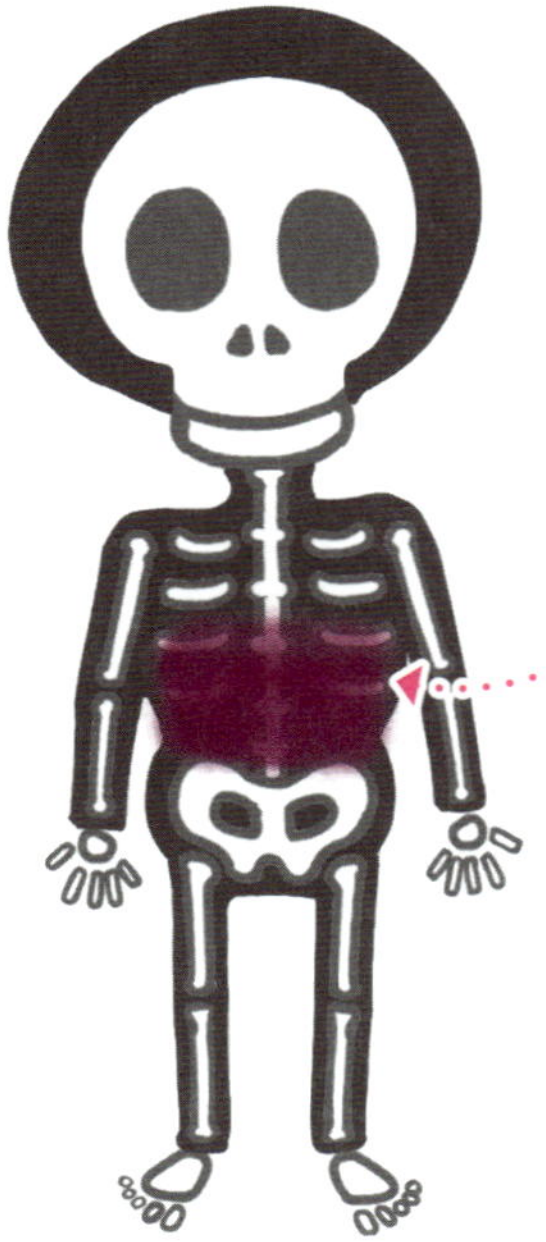

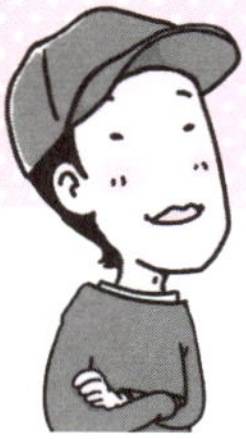

すき間時間に
やってみよう！

ポイント！

腹筋群を鍛えて
腹圧を強化すると、
腰椎の位置が
自然と正しい位置に
戻りやすくなるんだ！

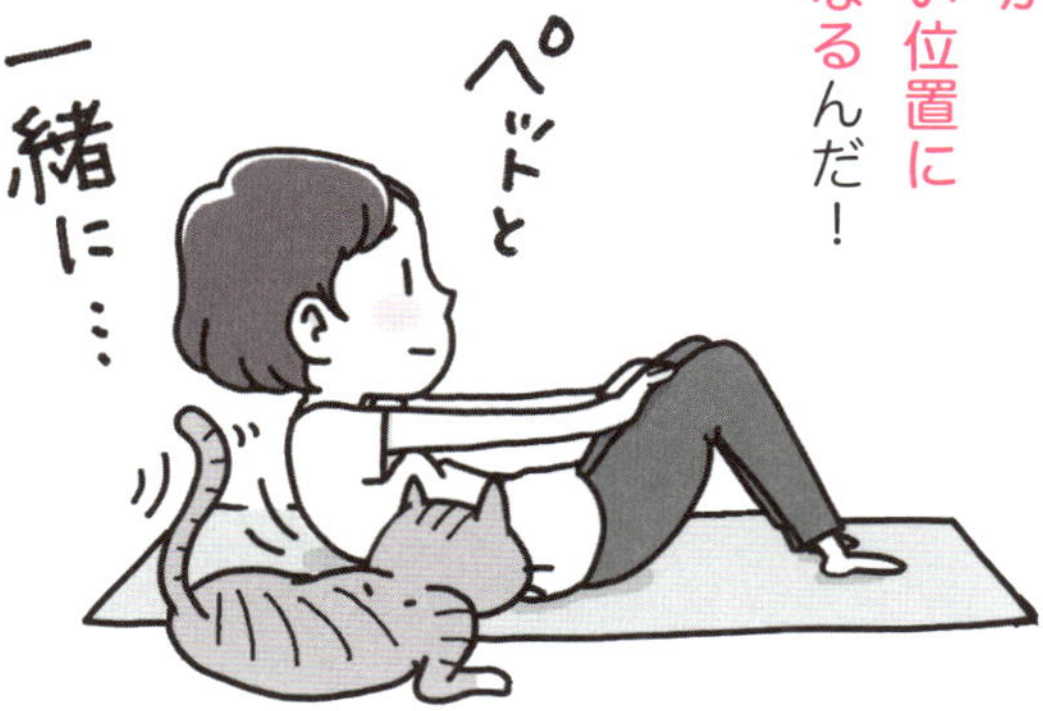
ペットと
一緒に…

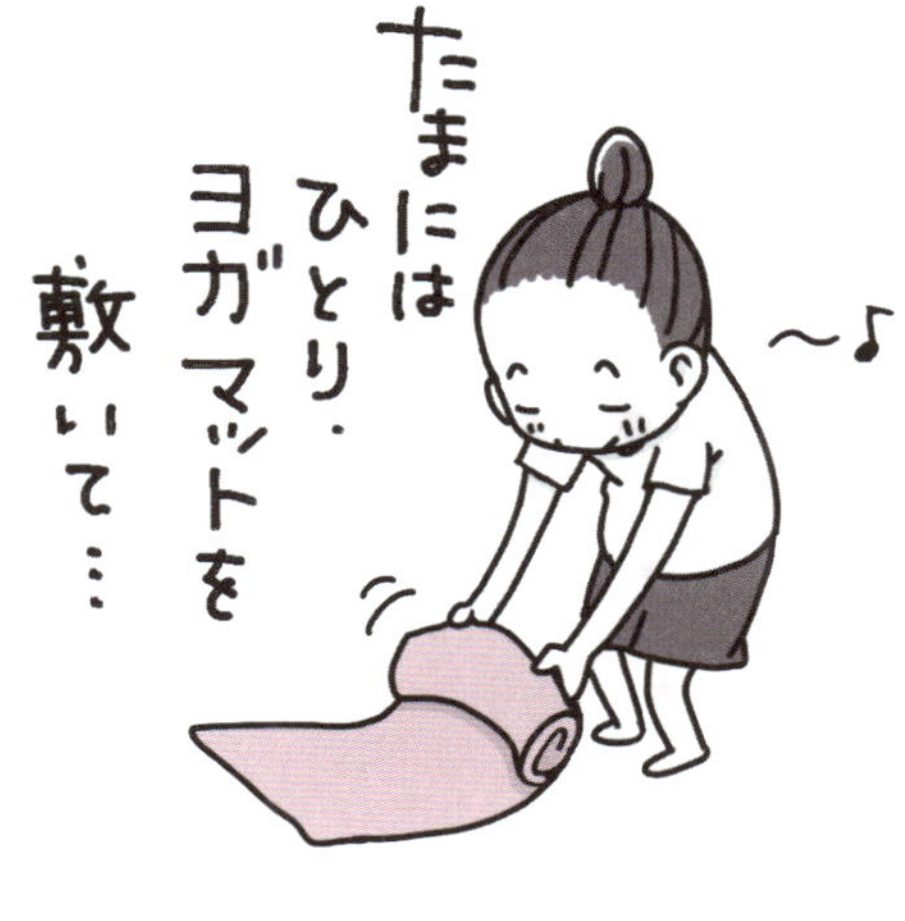
たまには
ひとり・
ヨガマットを
敷いて…
〜♪

ロールオーバー

腰痛(反り腰)を改善

1 足をそろえた状態であお向けになる

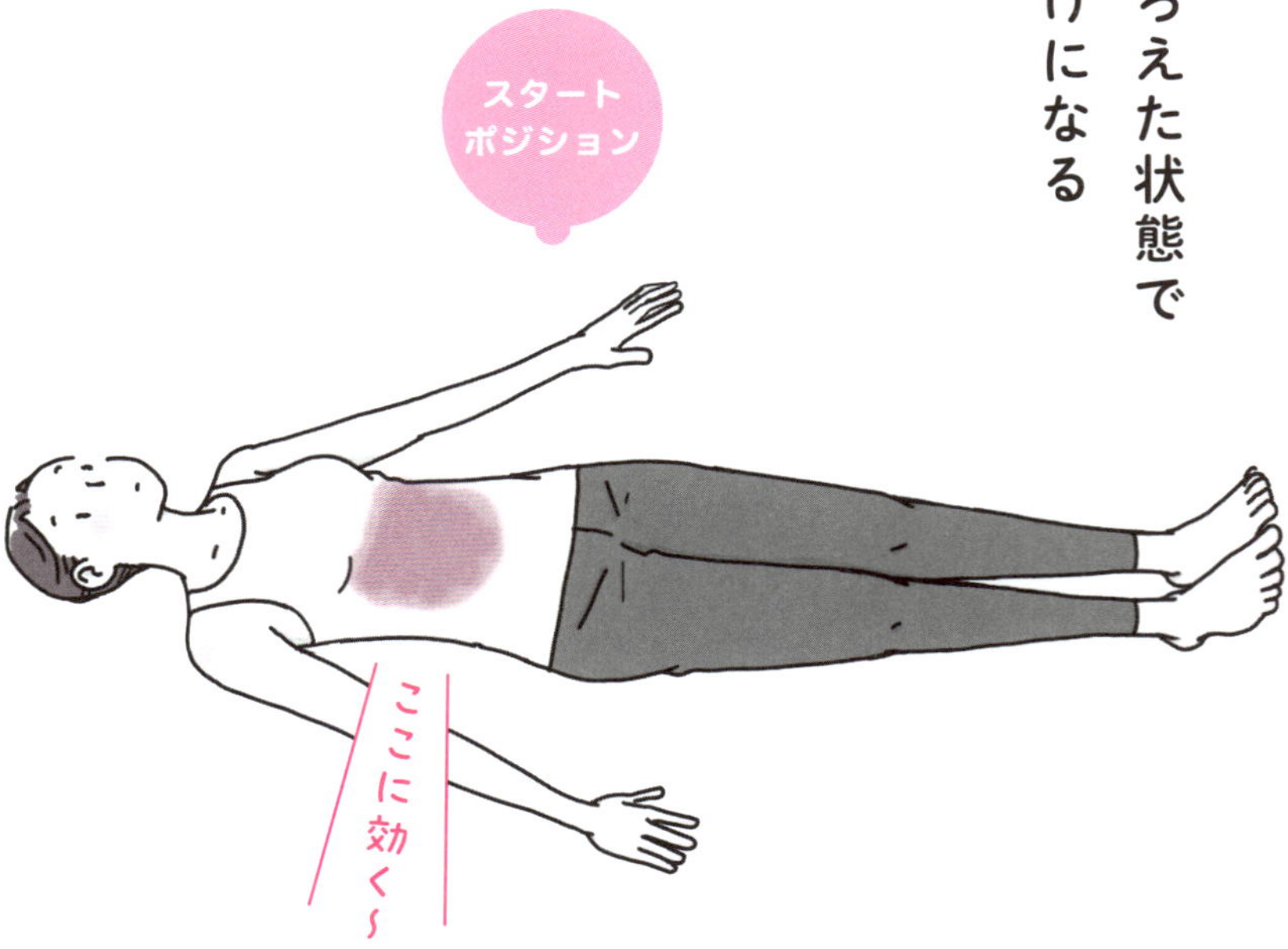

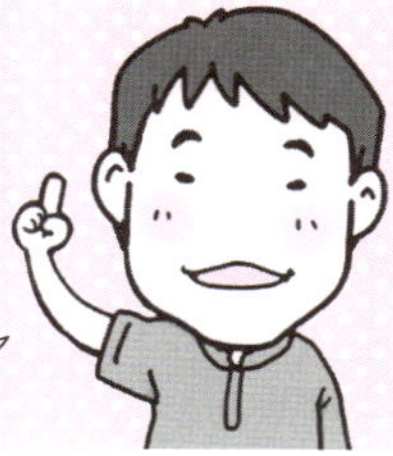

反動をつけると、筋肉へ刺激が入りにくくなるため、〝ゆっくり〟を意識して！

2

手で身体を支えながら、反動をつけずに骨盤を持ち上げる。できれば、つま先が床につくように

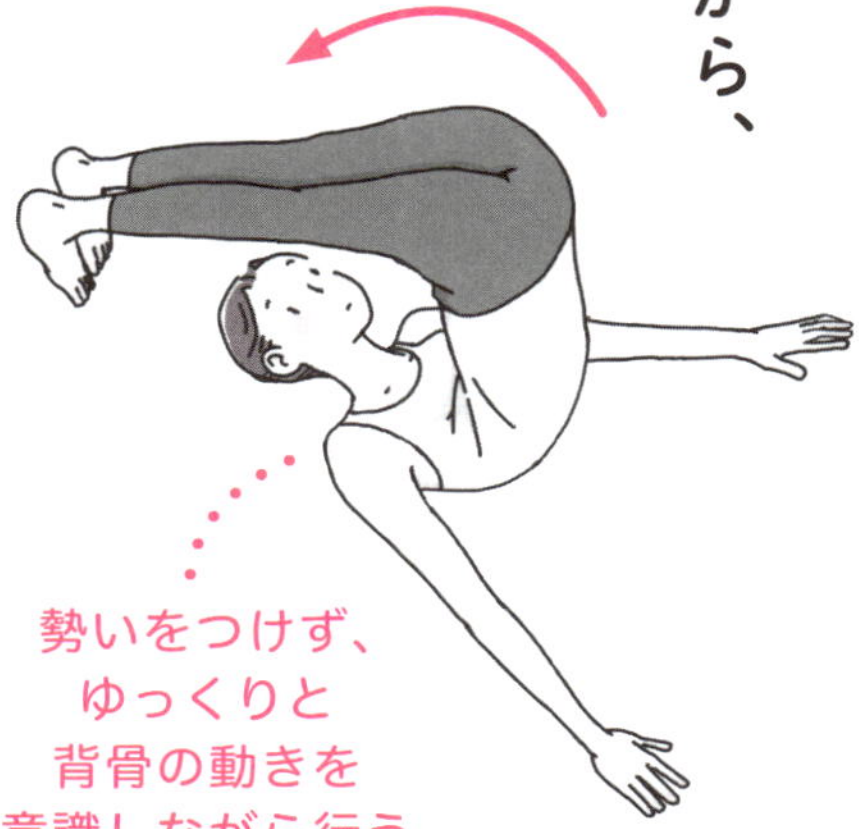
勢いをつけず、
ゆっくりと
背骨の動きを
意識しながら行う

3

ゆっくりと背骨〜骨盤を床につけ、もとの姿勢に戻す

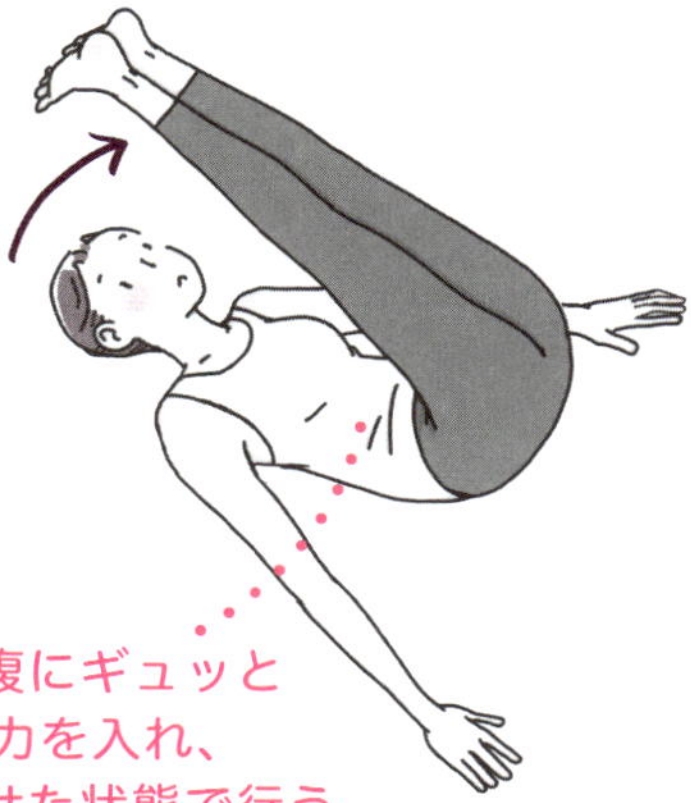
お腹にギュッと
力を入れ、
凹ませた状態で行う

目安の回数
5回

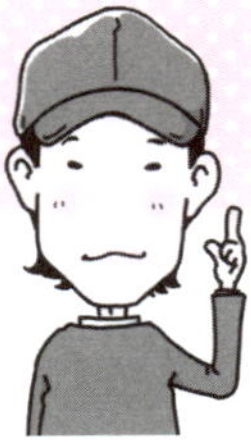

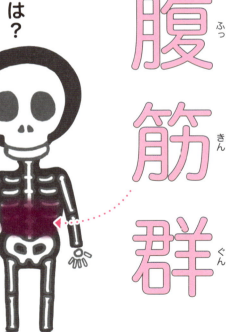

不調をリバウンドさせないために!

効かせたい部位

腹《ふっ》筋《きん》群《ぐん》

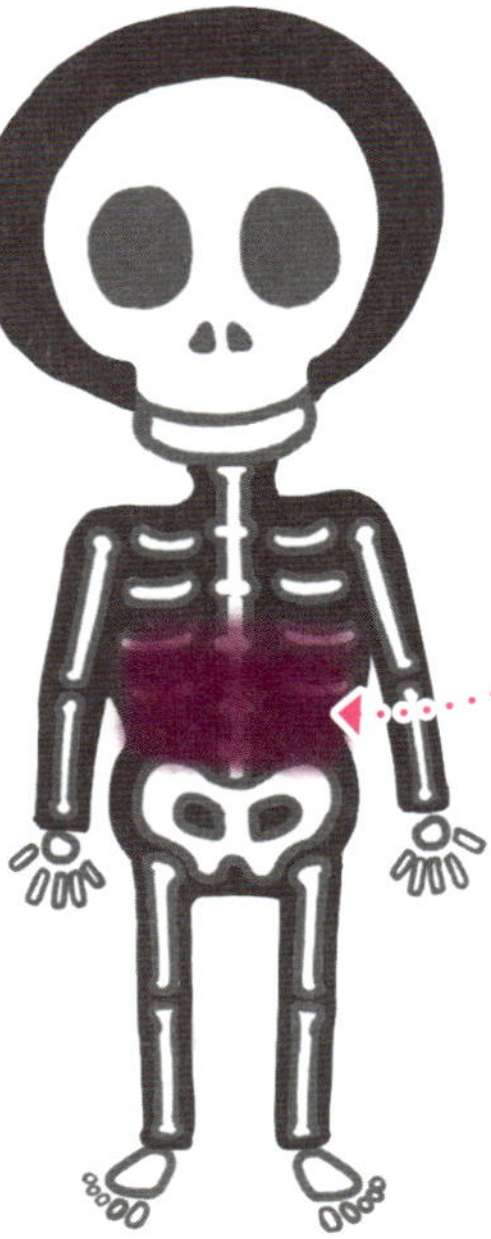

整った姿勢をキープするには?

よりしなやかで力強い
背骨の動きを
引き出すためには、
背骨を長く引き伸ばす意識を持つこと。
この意識が持てると、姿勢がスッと伸びて
お腹にも力が入りやすくなるよ!

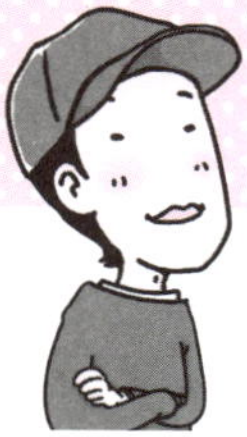

すき間時間に
やってみよう！

ポイント！

背骨がスッと伸びている状態がキープできると、思い通りに動けるようになって、**肩こりや腰痛を解消できるんだ！**

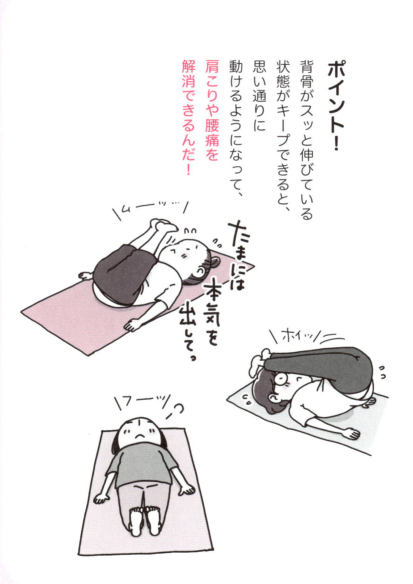

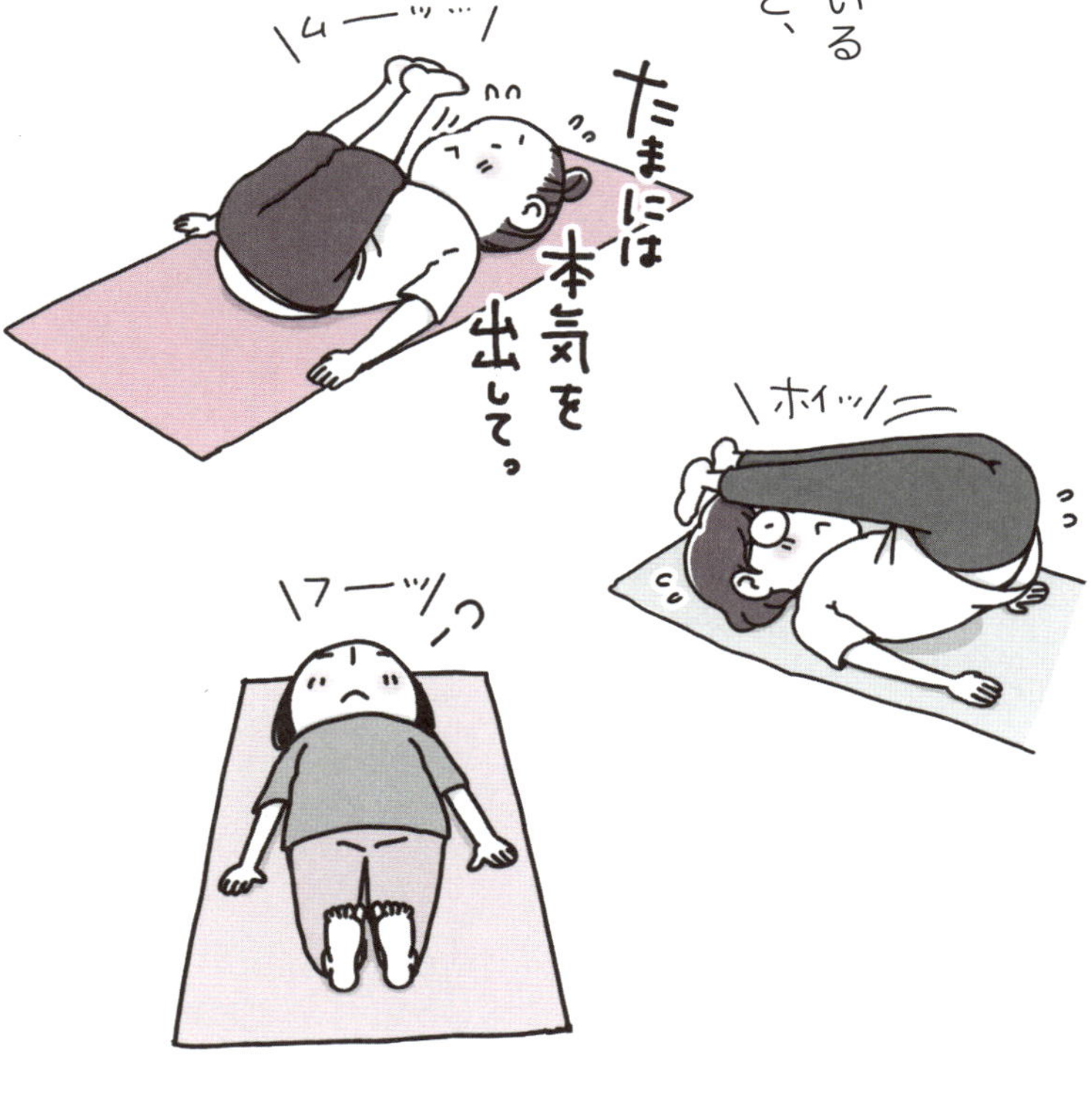

SEBONE COLUMN-3

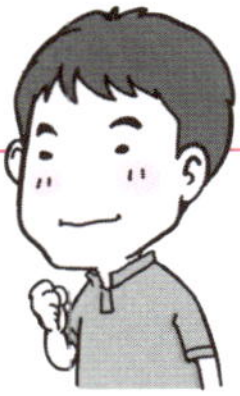

自律神経と骨格の関係

私の自律神経失調症外来では、骨格に着目して診察・治療を行っています。「自律神経と骨格につながりがあるのかな？」とピンと来ない人も多いかもしれませんが、自律神経と骨格は、じつはセットで考えたほうがよいもの。

人間の骨格は、背骨を中心にできあがっています。背骨は首からけい椎・胸椎・腰椎・仙椎というように、小さな骨が連なり、横から見るとS字状のカーブを描いています。首の上には5キログラム以上の重い頭が乗っていて、身体の中には内臓などがたくさん詰まっている。それらすべてを支えて生活するには、「背骨が正面から見ると真っ直ぐ・横から見るとS字カーブ」の状態で機能することがとても重要です。

人間は二足歩行ですよね。自律神経はあらゆる動物に存在するのに、自律神経が乱れるのは人間だけ。それだけ二足歩行は不安定でゆがみやすいということ。自律神経は、脳と脊髄という場所から始まり、さまざまな臓器や器官につながっていきます。脊髄は背骨の中にあるので、背骨は自律神経の通り道でもあります。そのため、背骨がゆがんでいると、自律神経の伝達ルートが妨げられてしまいます。真っ直ぐな道を進むのと、くねくね曲がっている道を進むのとでは、ゆがみのないなめらかな道のほうが自律神経も通りやすいですよね。

自律神経が乱れている人の多くは、骨格のゆがみを強く持っています。頭が前に出ていたり、肩の高さが左右で違っていたり……。大抵は肩が丸まって猫背になり、首や肩のこりが強いです。レントゲンを撮ると、正面から見たとき、背骨のゆがみ（側弯）やねじれがあります。

骨格がゆがんでいるということは、それを支えている筋肉のバランスも乱れているということ。過度にこっていたり、伸びきってしまっていたりします。「筋肉のこり＝ストレッチ」という印象が強いかもしれませんが、正確に言うと、ストレッチをするだけではなく、使えていない筋肉は動かす必要がありますし、ゆるめる場所はゆるめて、鍛えるところは鍛えることが大切。このように背骨や筋肉のバランスを整えてリセットすることで、自律神経が機能しやすく、かつ耐久性の高い身体ができあがっていきます。

chapter.4

股関節のつまりや痛みを改善したい人の「背骨リセット」

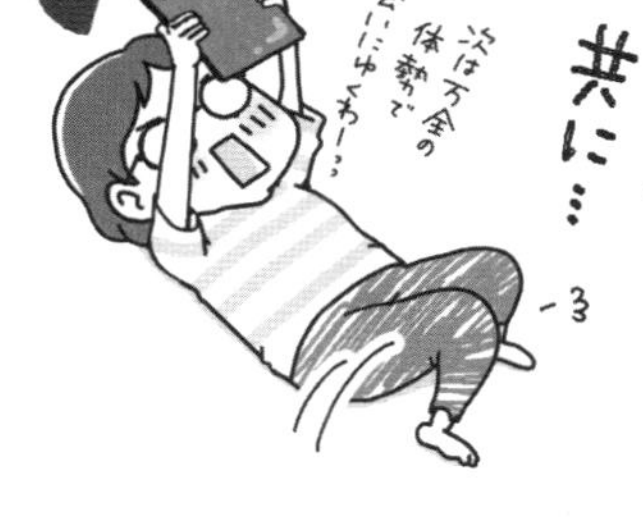
推し活と共に…
次は万全の体勢で会いにゆくわー

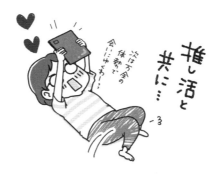

膝ゆらゆら

1

あお向けになり、両膝を90度くらいに曲げた状態で膝を立てる。足は肩幅に開く

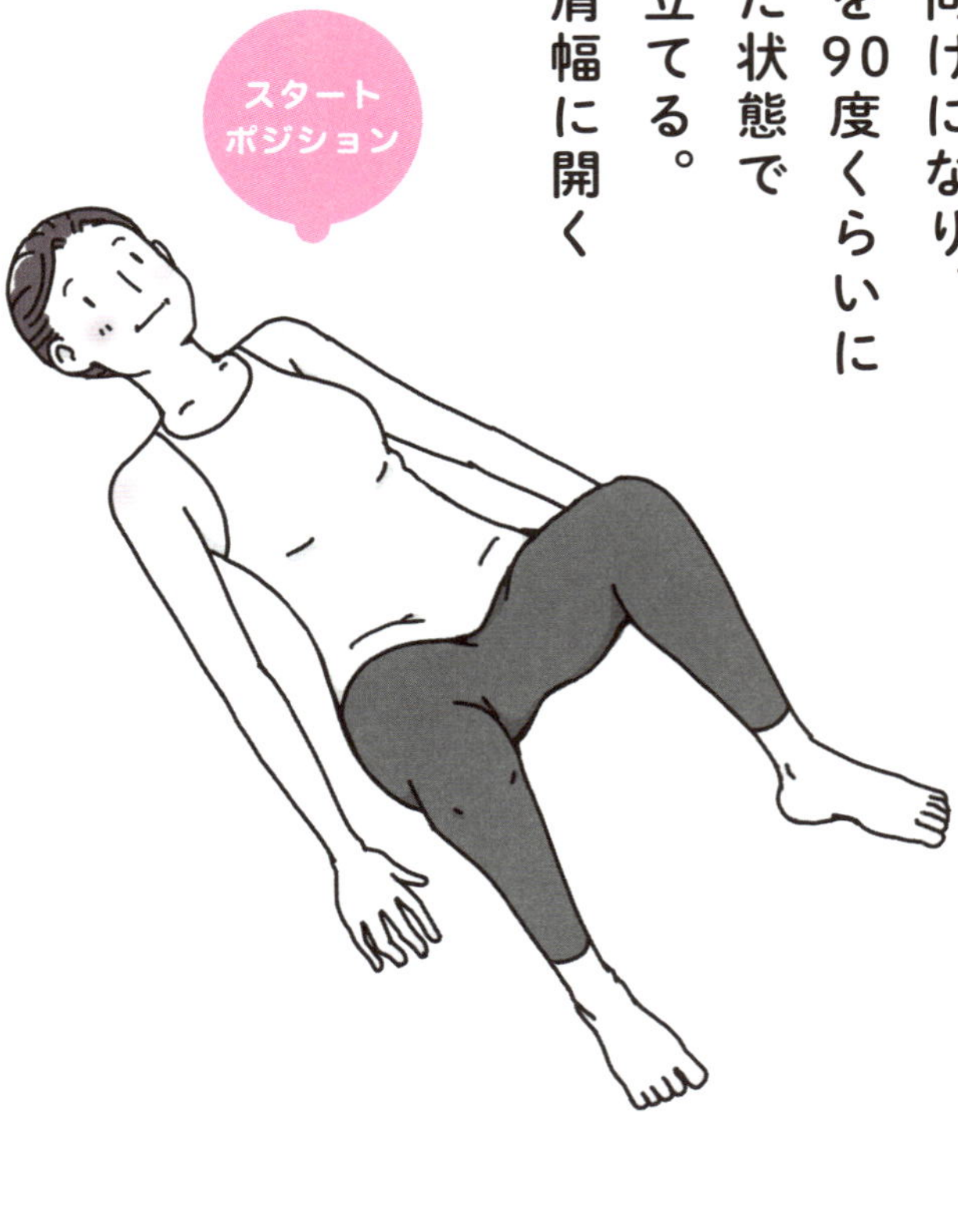

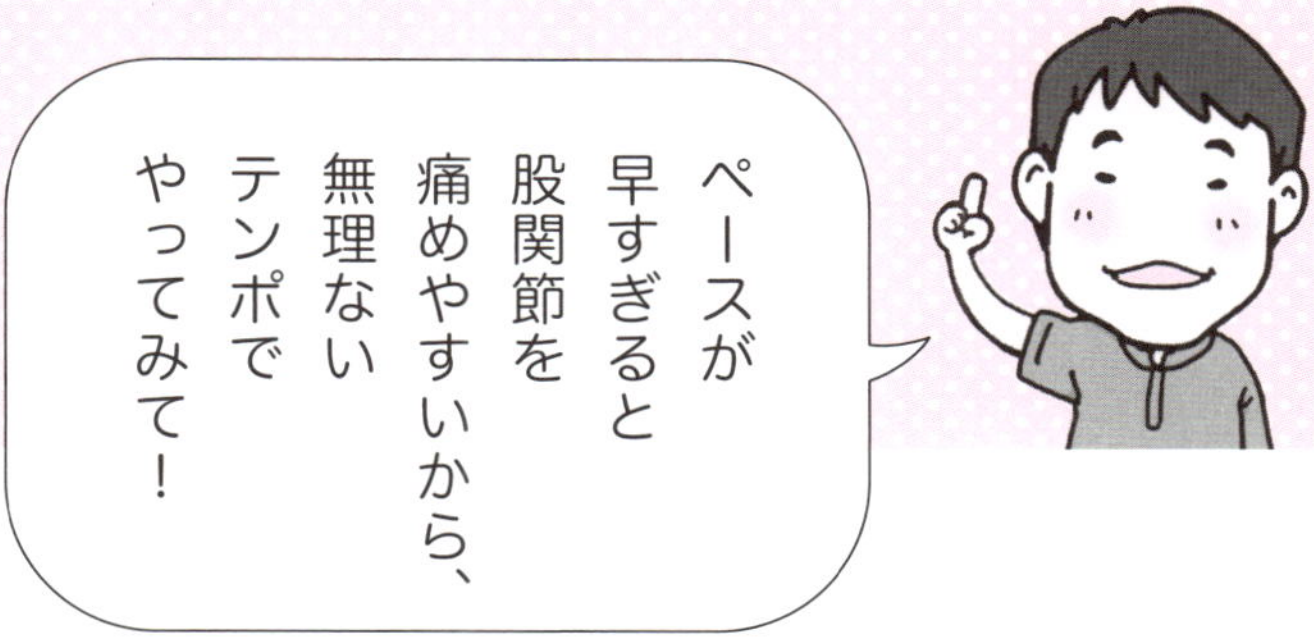
ペースが
早すぎると
股関節を
痛めやすいから、
無理ない
テンポで
やってみて！

2 両膝を同時に片方へ倒す

3 そのまま逆側へ倒す。これをくり返し行う

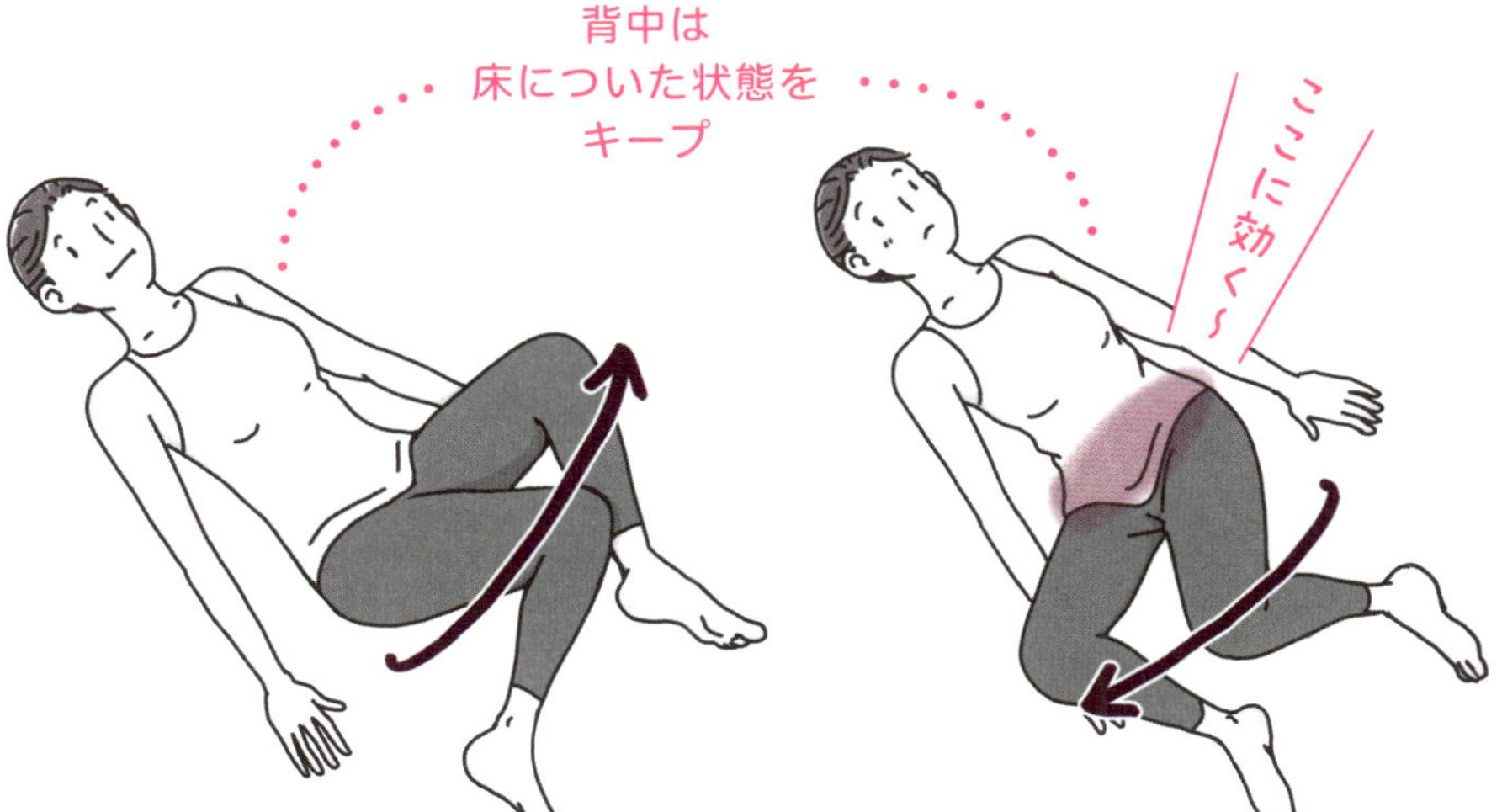
背中は
床についた状態を
キープ
ここに効く〜

目安の時間
1分程度

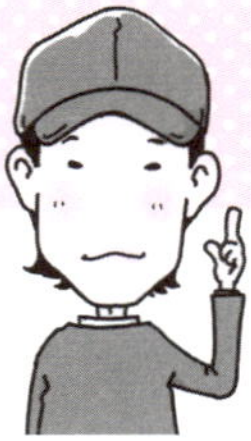

不調をリバウンドさせないために！

効かせたい部位

股関節の内旋・外旋とは？

股関節を外側に開く動きの外旋、内側に倒す動きの内旋。この動きに関わる筋肉がかたまり、血流が滞ると、股関節のつまりを引き起こす

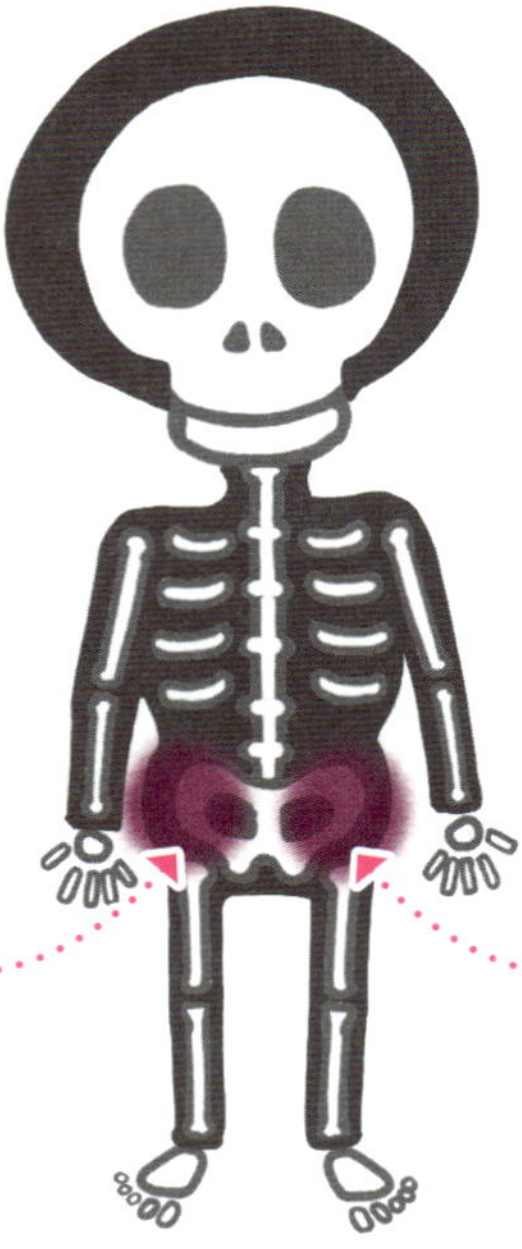

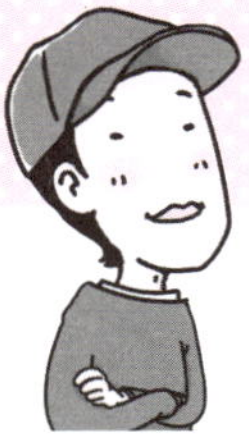

すき間時間に
やってみよう！

ポイント！

骨盤の位置をキープしながら、股関節を動かす運動によって、**関節の可動性をしっかり取り戻せるよ！**

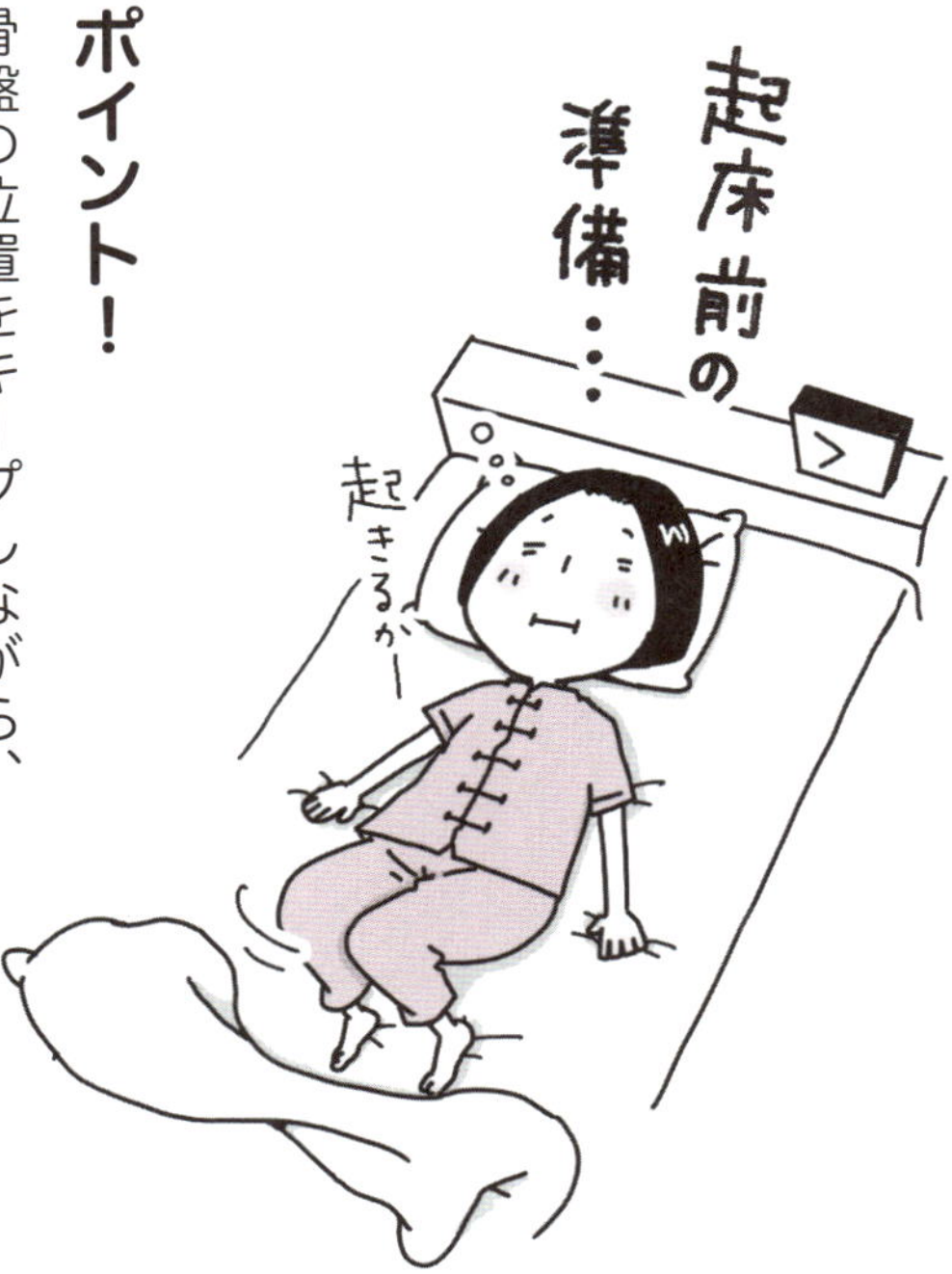
起床前の準備・・・
起きるか～

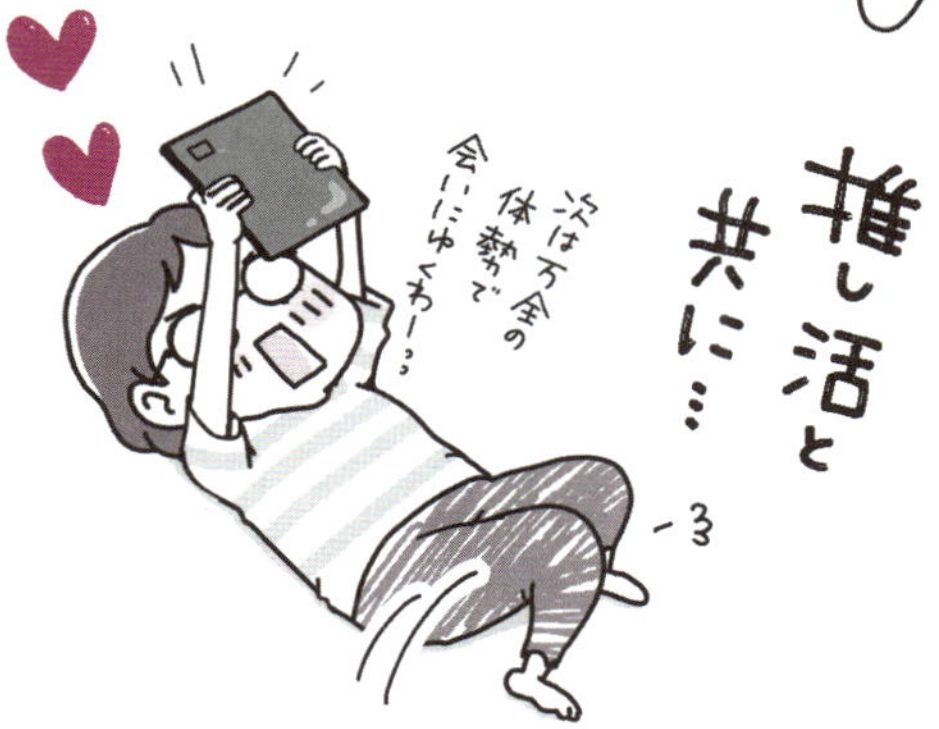
推し活と共に…
次は万全の体勢で会いにゆくわ～！？

腰の上げ下げ

1

イラストのように足を置き、後ろに手をつく。もう片方の手は真っ直ぐ前に伸ばす

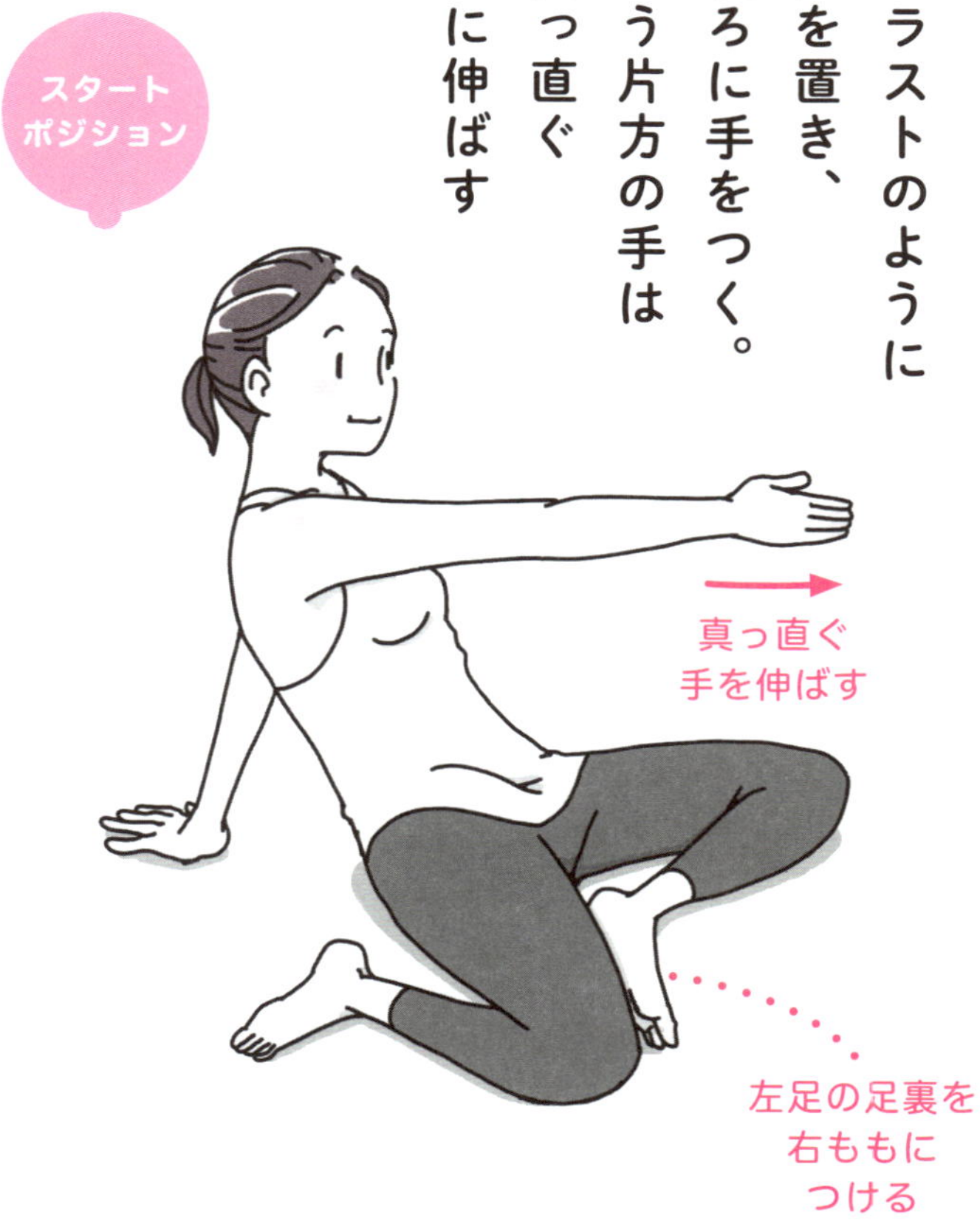
スタートポジション
真っ直ぐ手を伸ばす
左足の足裏を右ももにつける

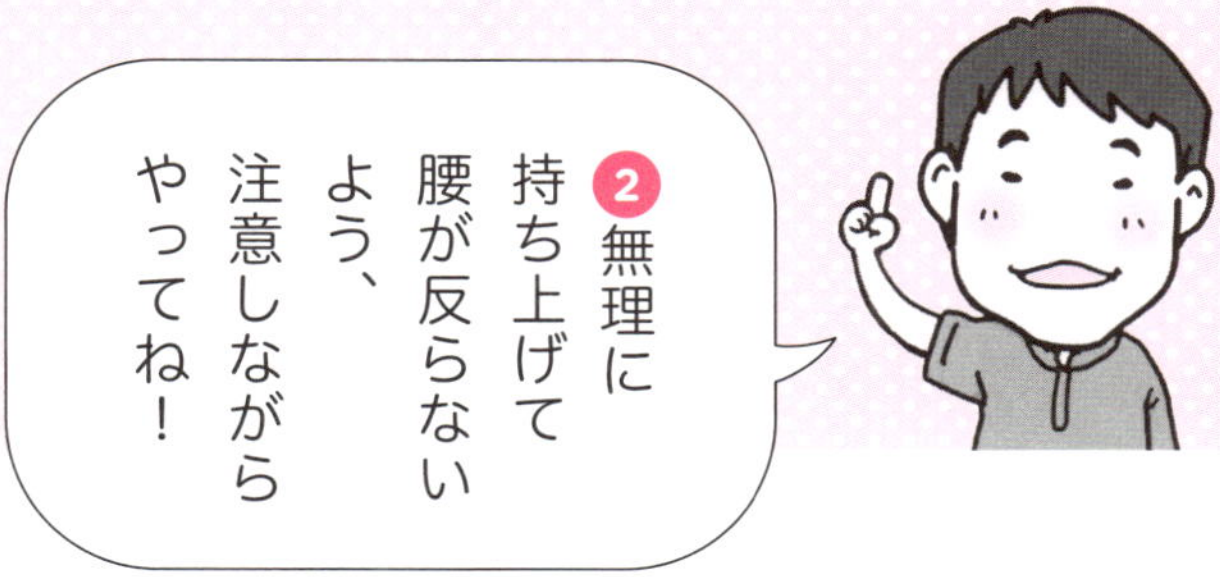
②無理に持ち上げて腰が反らないよう、注意しながらやってね！

2

そのままの状態で、骨盤が床と平行になるよう腰を上げる

3

ゆっくりともとの姿勢に戻るこれをくり返し行う

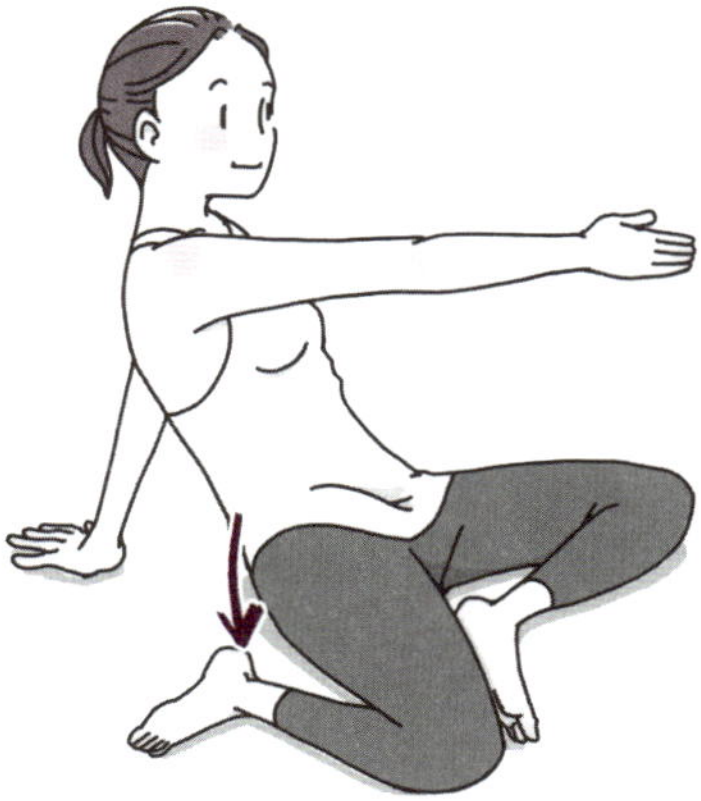

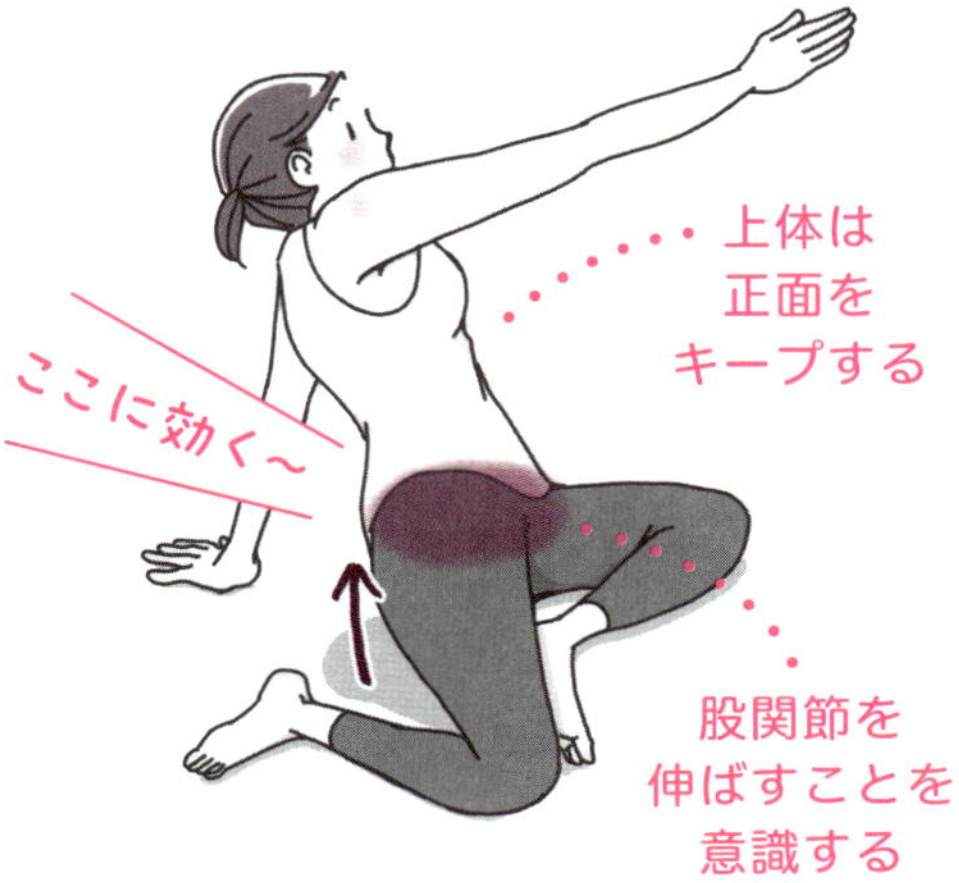
上体は正面をキープする
ここに効く～
股関節を伸ばすことを意識する

目安の回数
左右7回ずつ

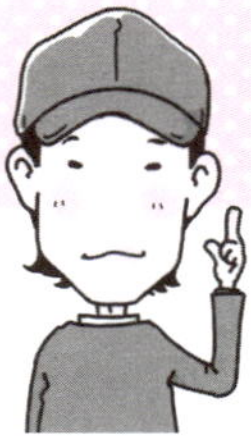

不調をリバウンド
させないために！

効かせたい部位

股関節のつまりを解消するには？

背骨を軸とする体幹の動きに合わせて、股関節を伸ばしたり、縮めたりすることで、つまりを解消！

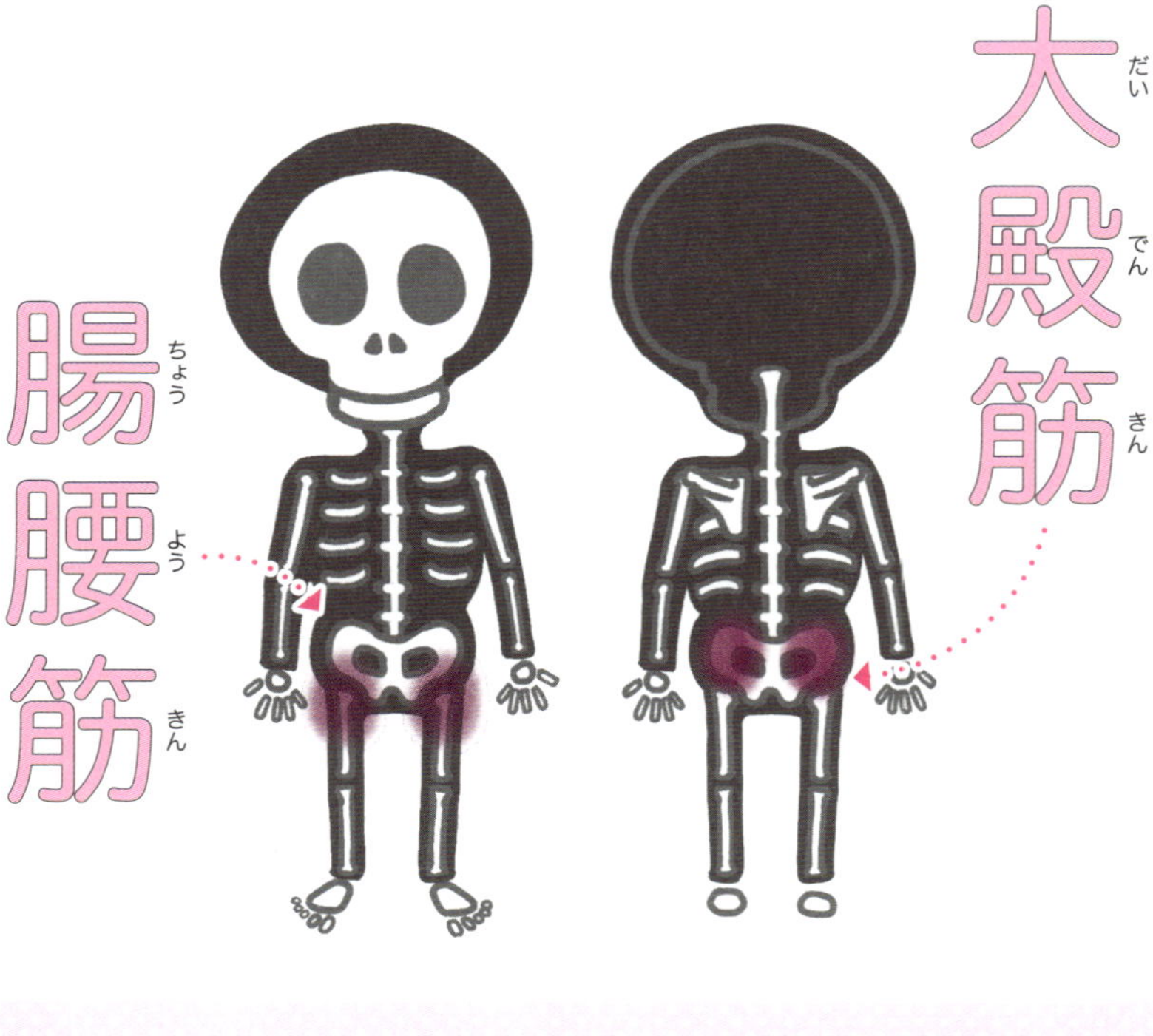

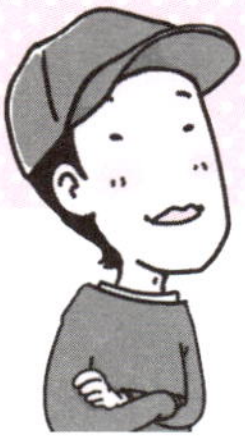

すき間時間に
やってみよう！

ポイント！
同時に**お尻の筋肉も鍛えることができる**よ～

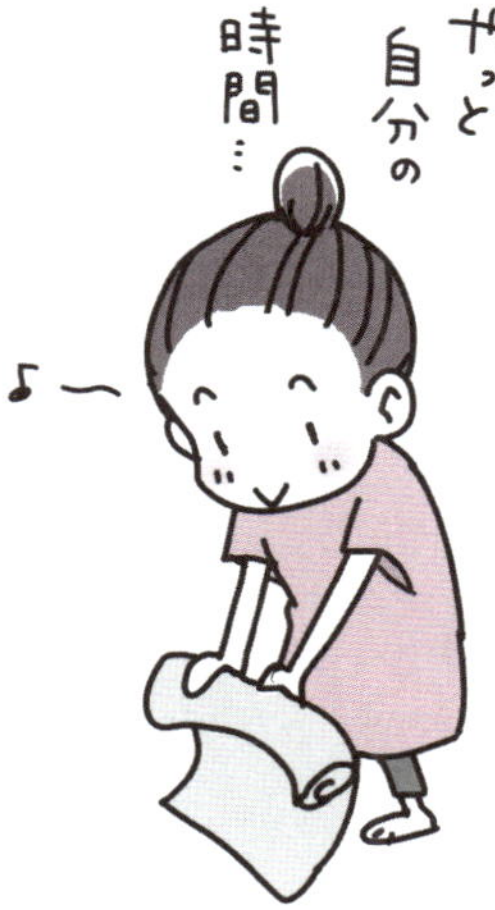
やっと自分の時間…

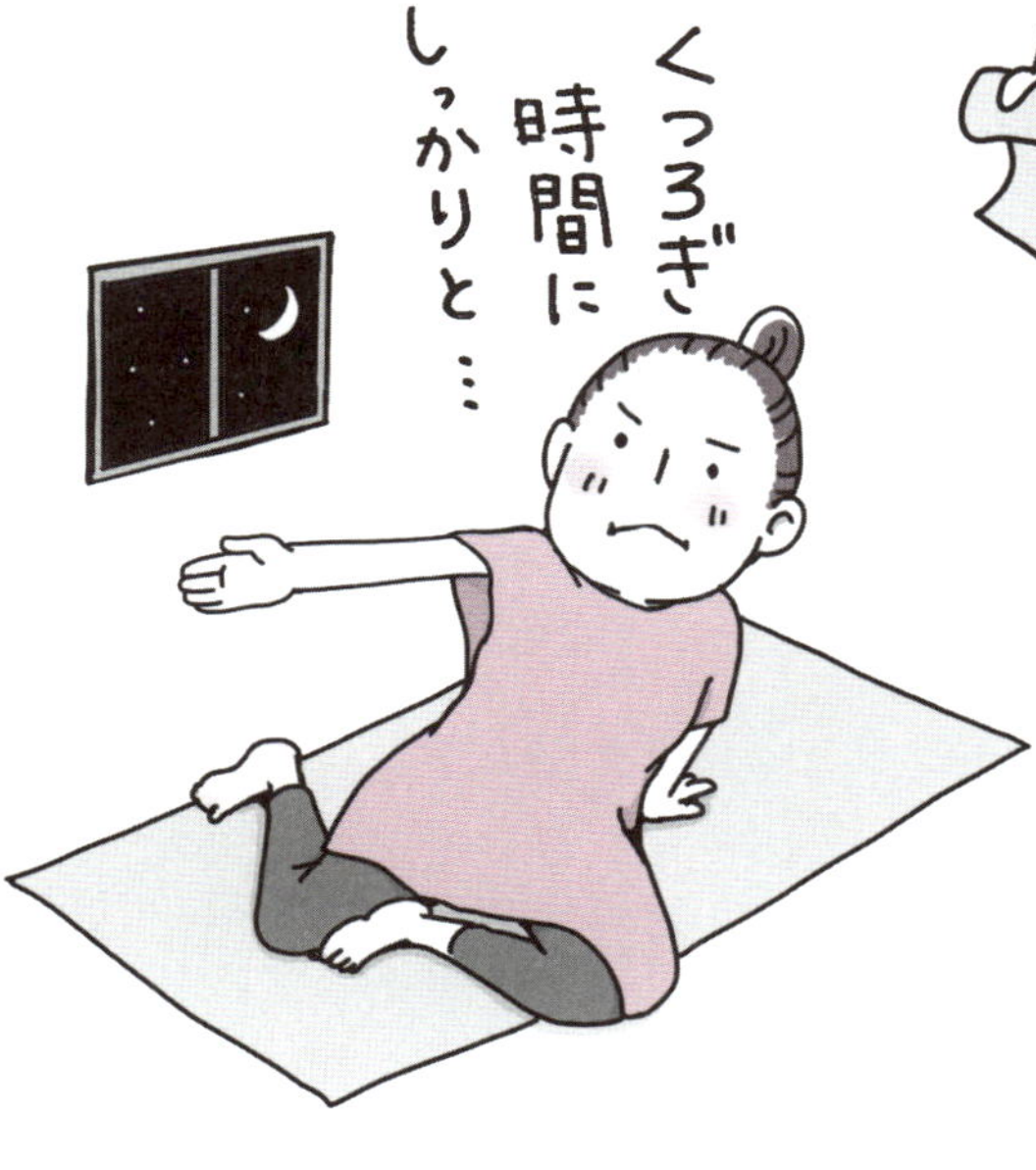
くつろぎ時間にしっかりと…

人魚姫のポーズ

1

四つんばいの姿勢になる

2

片方の足を後ろに引き、両肘を床につける。そのまま曲げているほうの足の股関節をまわす

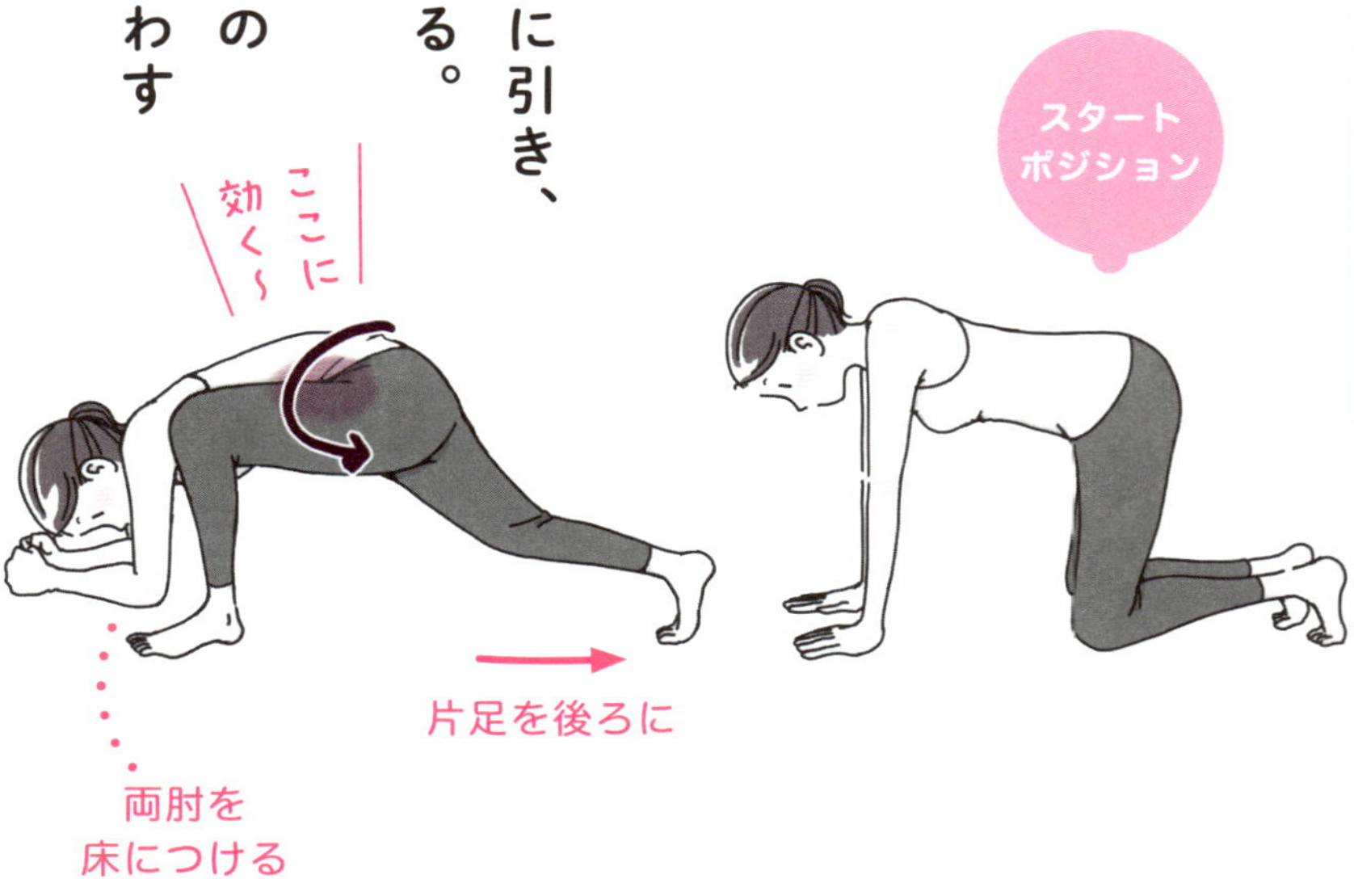
スタートポジション
ここに効く～
片足を後ろに
両肘を床につける

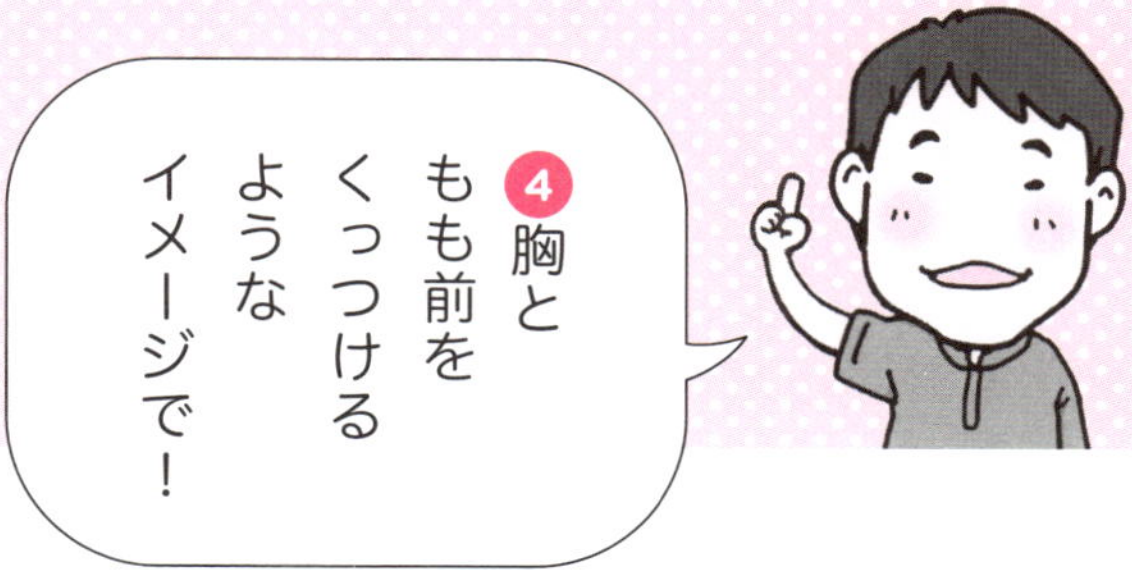

4胸と
もも前を
くっつける
ような
イメージで!

3

伸ばしているほうの足の膝をつき、上体を起こす

4

両手で身体を支えながら、前側の足を少しずつ伸ばし、お尻を引きながらもも裏を伸ばす

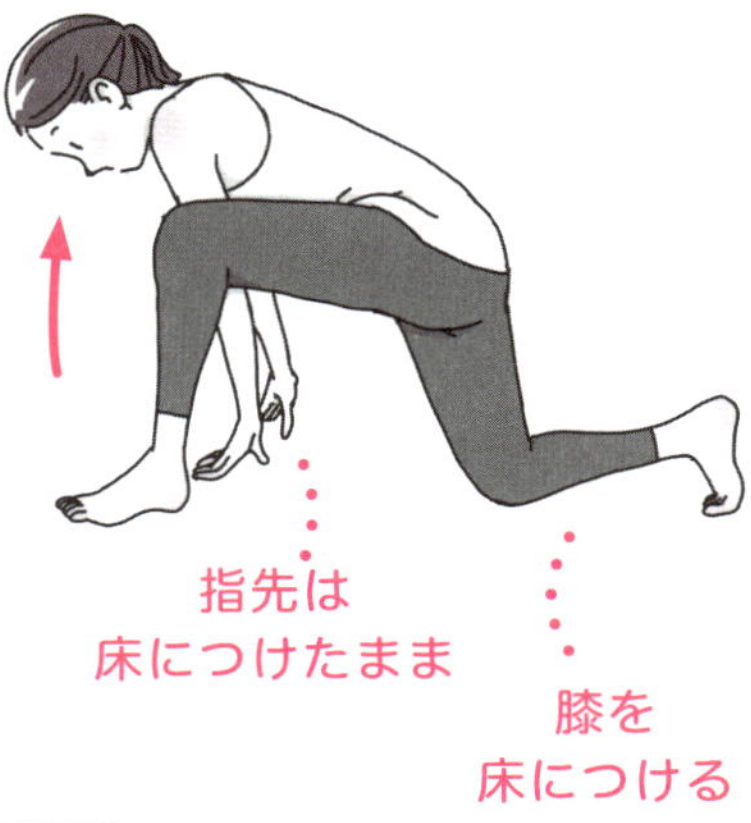

指先は
床につけたまま
膝を
床につける

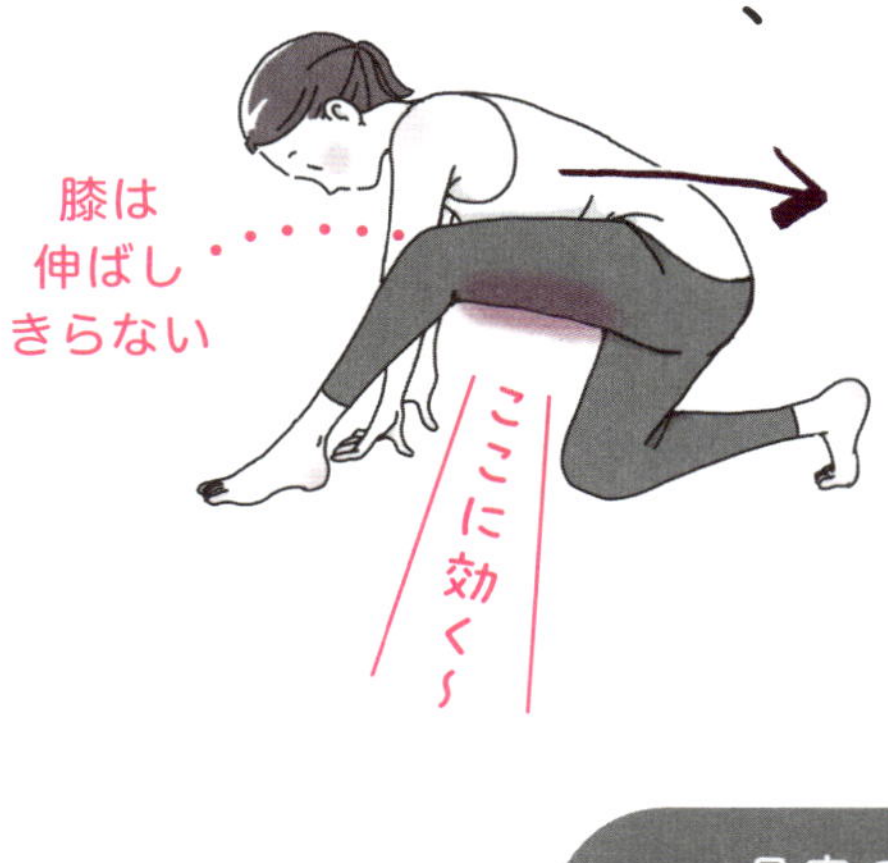

膝は
伸ばし
きらない
ここに効く~

目安の回数
左右10回ずつ

4 股関節のつまり&痛み

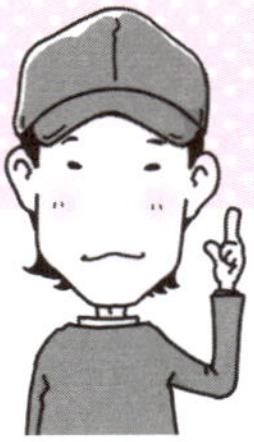

不調をリバウンドさせないために！

効かせたい部位

ハムストリングス

筋肉を動かさないでいると？

筋肉がかたまったままだと、骨盤の傾きや背骨に悪影響が出てしまうんだ。このメニューはもも裏＆お尻まわりの筋肉をストレッチすることができるよ！

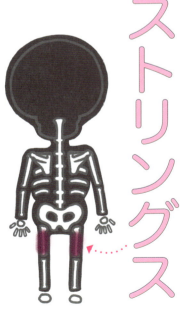

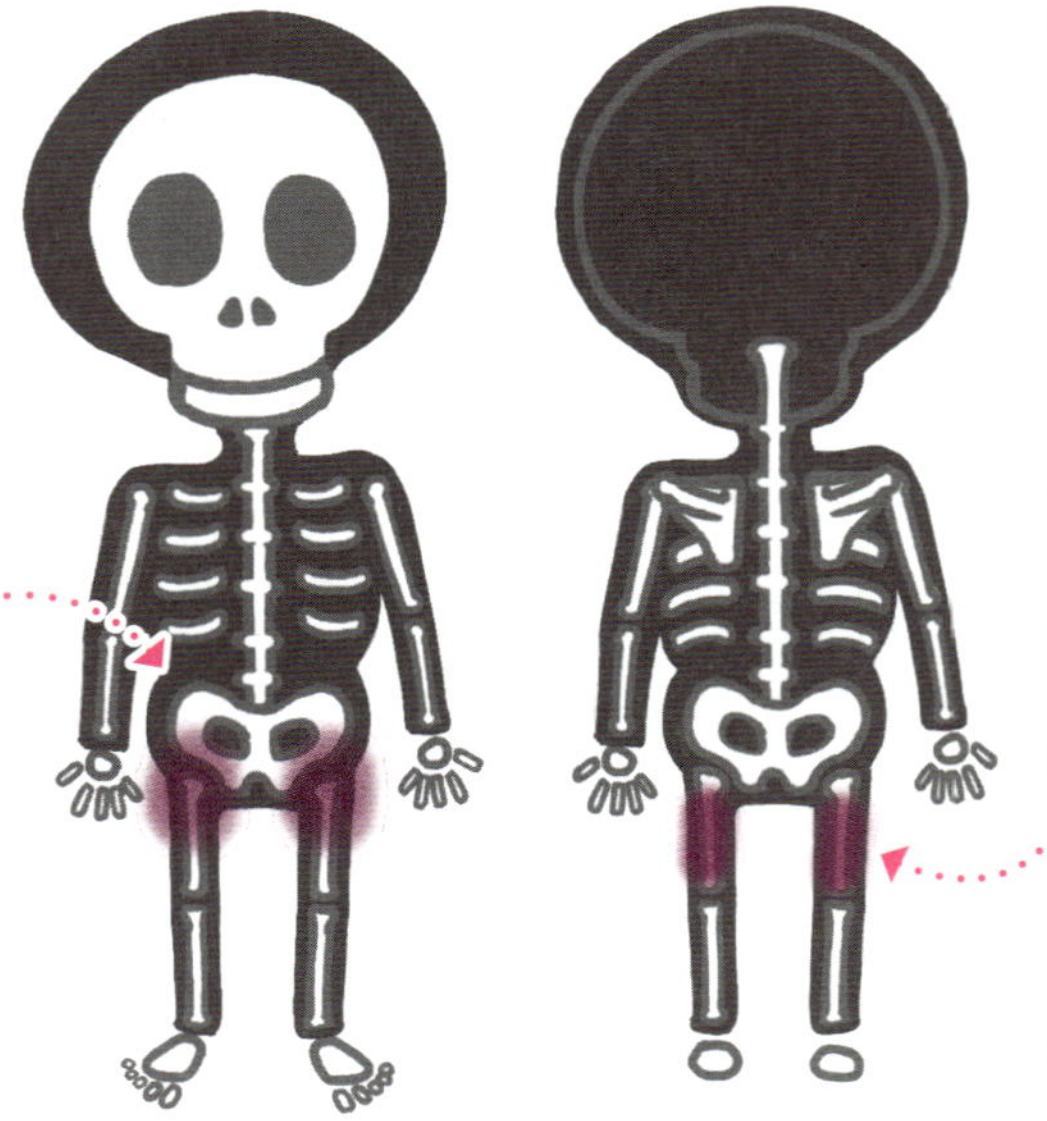

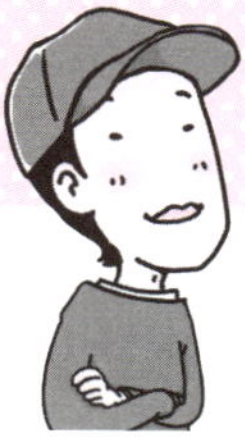

すき間時間に
やってみよう!

ポイント!

下半身の筋肉がかたくなると、
血液やリンパ液が
心臓に戻りにくくなって、
むくみや疲れの原因に。
日頃のストレッチで解消!

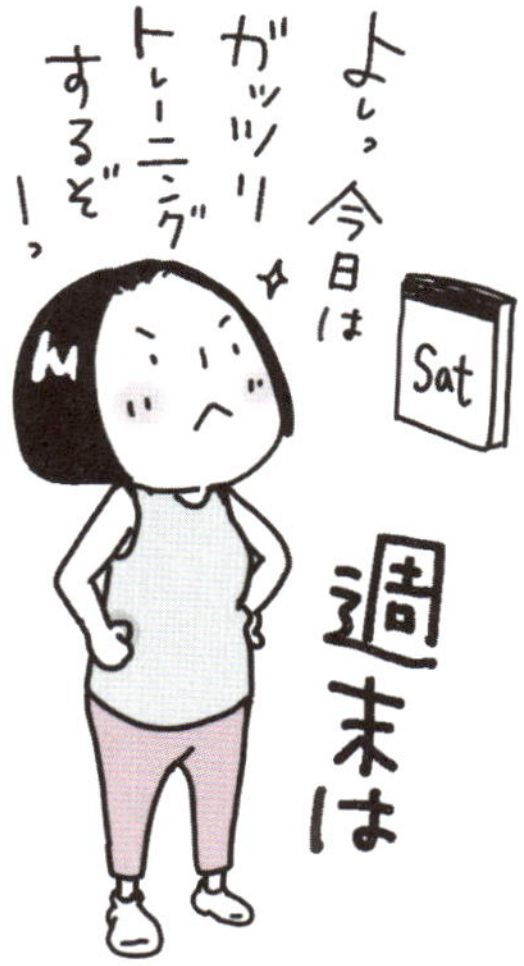

よしっ今日はガッツリトレーニングするぞ!
Sat
週末は

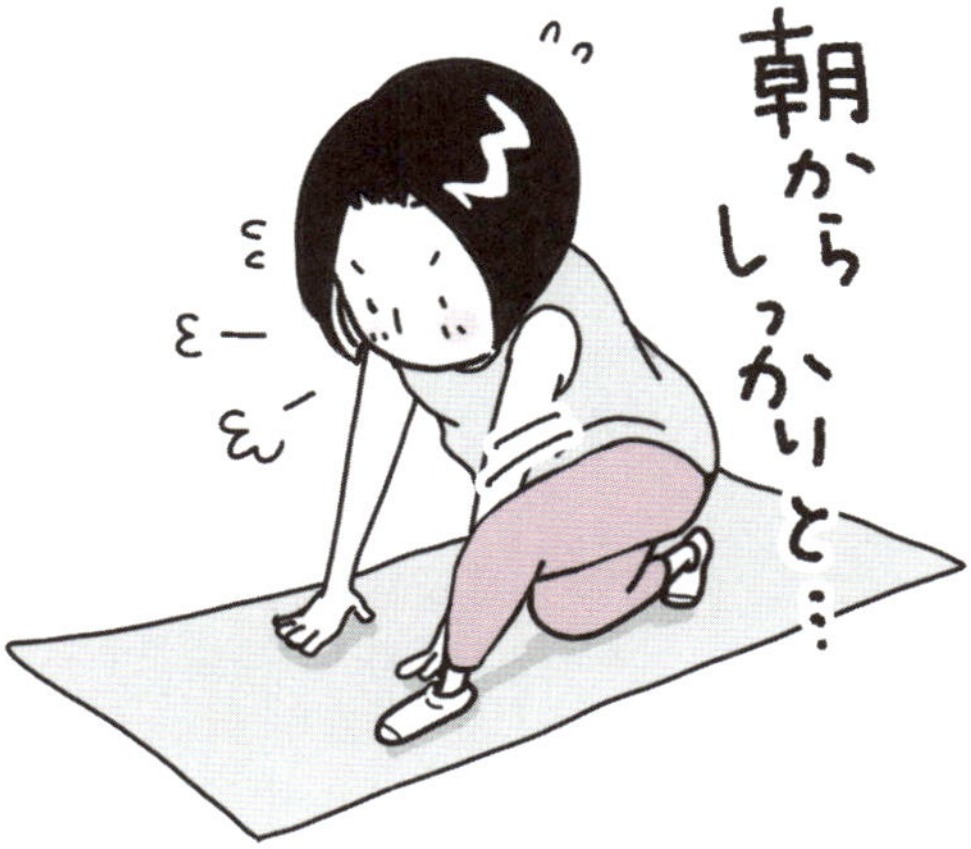

朝からしっかりと…

SEBONE COLUMN-4

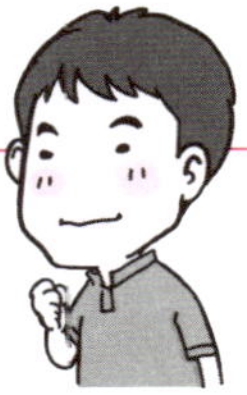

自律神経の不調と頭痛の関係

交感神経が過度に優位になっていると、身体の緊張が強くなり、首こりや肩こり、血行不良などが重なって緊張性頭痛が起きやすくなります。また、片頭痛の発作は、副交感神経が優位になって頭部の血管が拡張すると起きやすくなります。頭痛もちの人は気圧や気温の変化でも症状が強くなりやすい（気象病）ので、変動が大きい気候では、つねに痛みに悩まされているという人が多いかもしれません。

一般的に頭痛は、一次性頭痛と二次性頭痛の２つに分類されます。一次性頭痛は、片頭痛や緊張性頭痛、群発頭痛など、いわゆる「頭痛もち」の頭痛のこと。命に別状はありませんが、痛みによって生活に支障が出るのでつらいです。二次性頭痛は、ほかに病気があり、それが原因となって二次的に起こる頭痛のこと。二次性頭痛は命に関わる場合もあるため、緊急性が高いのが特徴です。

頭痛の患者さんを診るときは、MRI などの精密検査をして二次性頭痛でないかを判断します。自律神経失調症外来で頭痛に悩まれている人の症状は一次性頭痛に入ります。とくに緊張性頭痛の人が多いですね。診察するときは、頭痛の症状の出方や強さ、痛みの左右差、圧痛点の違い、首こりや肩こりの有無、身体全体の骨格のバランスなどを診ていきます。大抵の頭痛もちの人は骨格のゆがみが強く、頭が前に出ていて、首こりや肩こりが強い。最近では、頭痛治療の研究が進んでおり、新薬などの選択肢も増えてきています。しかし、薬に頼らずとも、首こりや肩こりを改善すれば、根治してしまう頭痛があるのも事実。私が薬を処方するときはどうしても必要な人だけにしています。

首こりや肩こりをはじめ、本書で紹介しているメニューをこなしていくと、自然と頭痛がラクになってくると思います。自律神経の不調を抱えている人は頭痛があることが当たり前になっていて、鎮痛薬が手放せないという人も多い。自律神経を整えると頭痛の改善につながりますが、それだけではなく、背骨をリセットして骨格のバランスを整えると、頭痛が起こりにくい身体になり、結果として、自律神経を整えることにもつながるのです。

chapter.5

もっと！さまざまな不調を改善したい人の「背骨リセット」

ほかにも、不眠、胃の不調、めまい、動悸の症状に悩む人に向けて、より効果を実感しやすいよう、おすすめの組み合わせメニューを紹介します

不眠を改善するメニュー

1
後頭下筋ほぐし
↓モビライゼーション

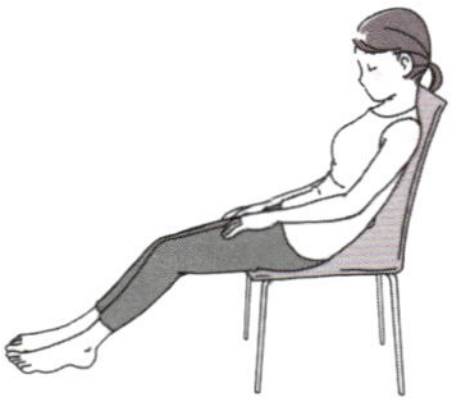

やり方

p24へ！

2
ファシリテートストレッチ

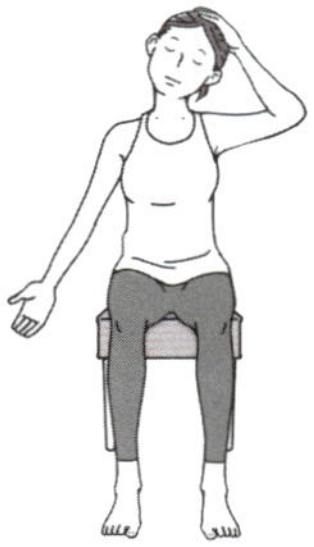

やり方

p28へ！

3
タオルを使ったストレッチ

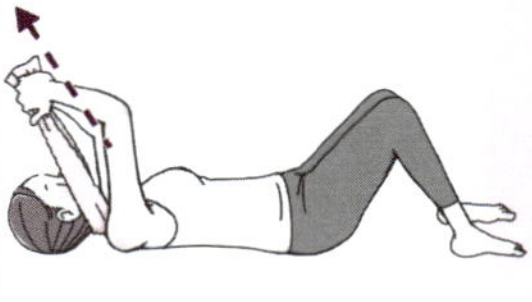

やり方

p38へ！

首、肩まわりの筋肉をほぐし
背中や股関節をゆったりストレッチ
することで緊張をほぐして
不眠を改善しよう！

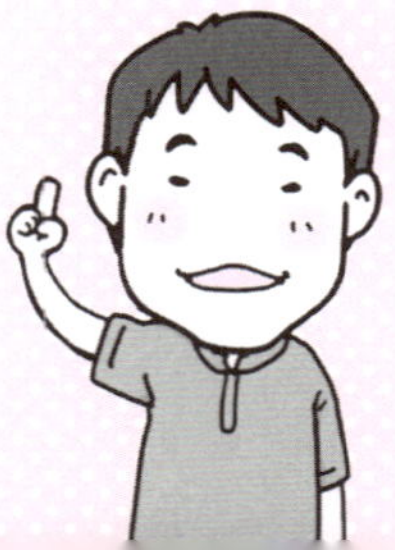

4

四つんばいで背中のストレッチ

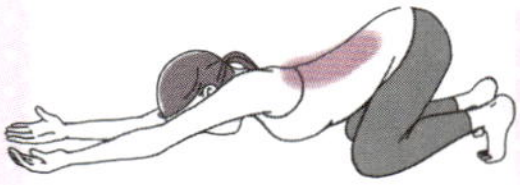

やり方

p52へ！

5

膝ゆらゆら

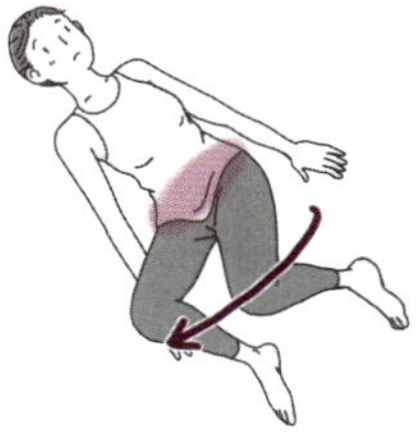

やり方

p100へ！

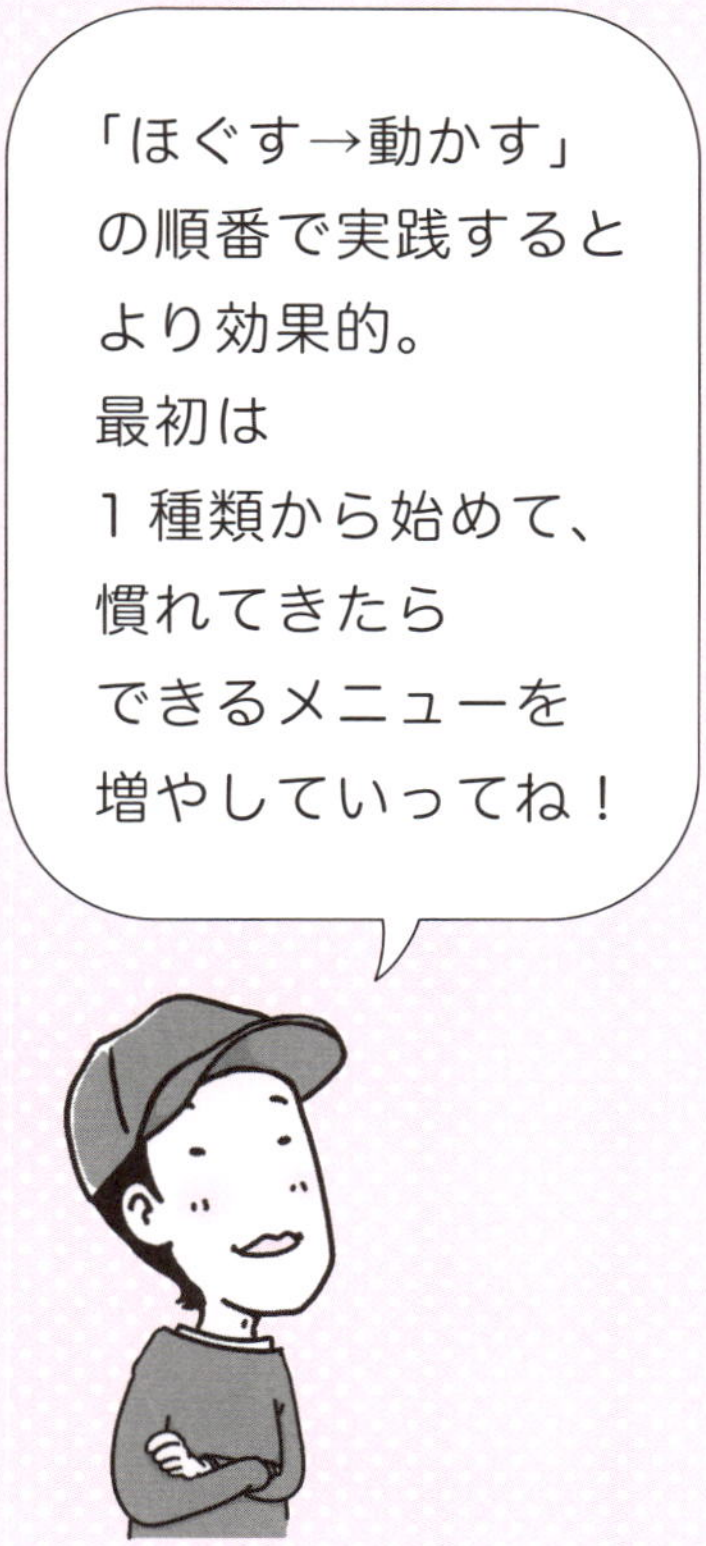
「ほぐす→動かす」の順番で実践するとより効果的。
最初は1種類から始めて、慣れてきたらできるメニューを増やしていってね！

胃の不調を改善するメニュー

1 脊柱起立筋ほぐし

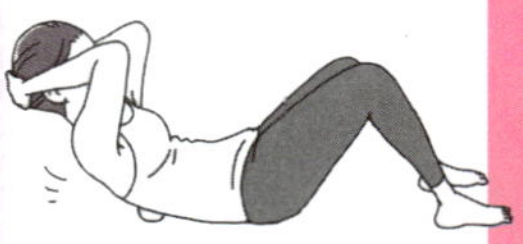

やり方
p76へ!

2 腸腰筋のストレッチ

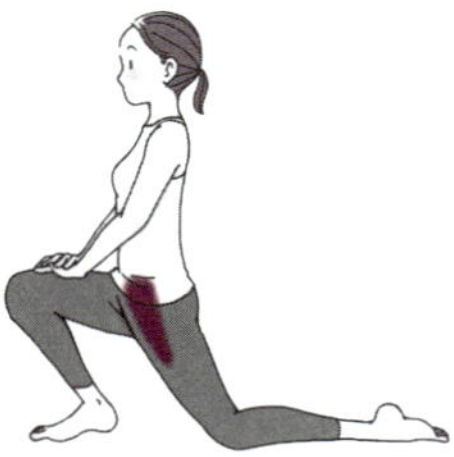

やり方
p20へ!

3 ウォール・ストレッチ

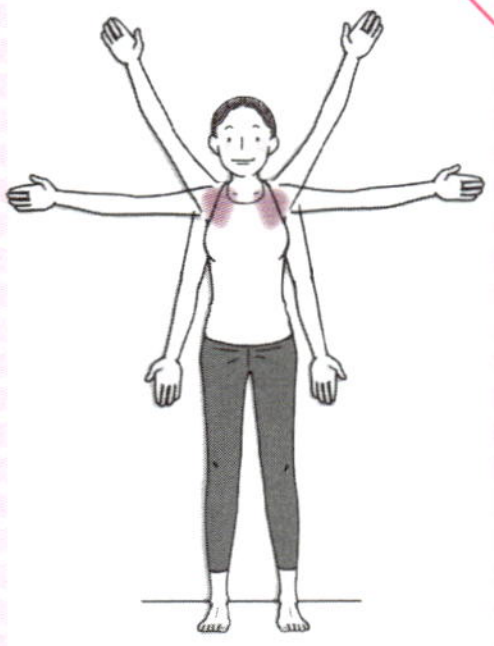

やり方
p42へ!

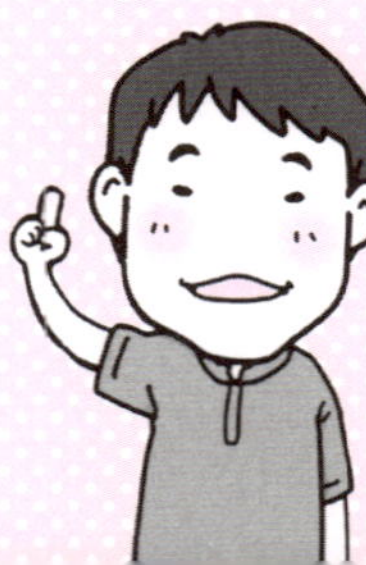

猫背や反り腰のような前傾姿勢になっていると内臓に負担がかかりがち。背中の筋肉をほぐしゆるめて姿勢を整えることで内臓への負担を軽減しよう!

4

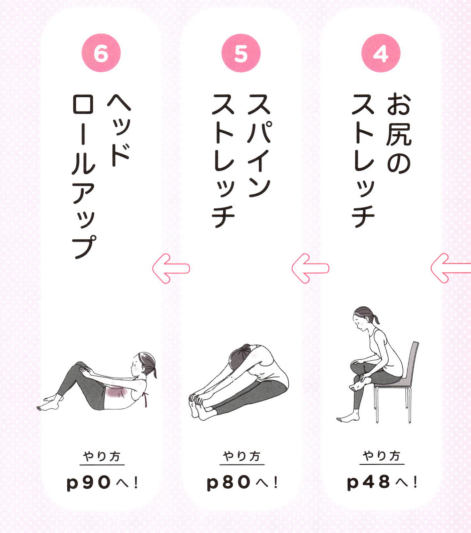

お尻のストレッチ

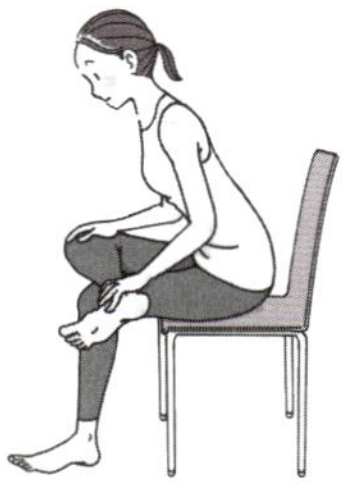

やり方

p48へ!

5

スパインストレッチ

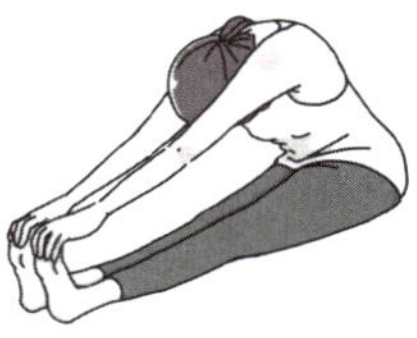

やり方

p80へ!

6

ヘッドロールアップ

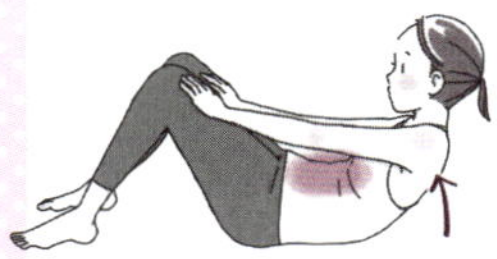

やり方

p90へ!

めまいを改善するメニュー

1 後頭下筋ほぐし →モビライゼーション

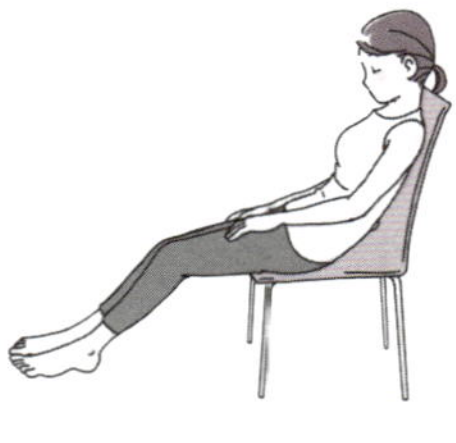

やり方

p24へ!

2 肩をまわして、ストンッ!

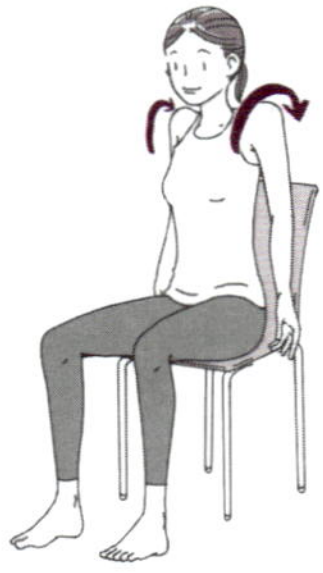

やり方

p32へ!

3 ペン・チンタックス

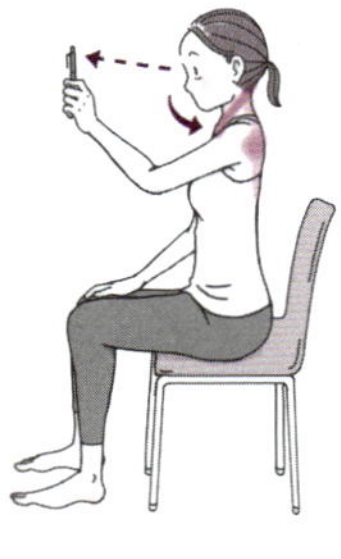

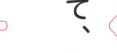

やり方

p36へ!

眼の疲労、首や肩まわりの筋肉の緊張は、耳や脳への血行不良などの影響でめまいの原因にも。ストレッチでゆるめて、改善させましょう!

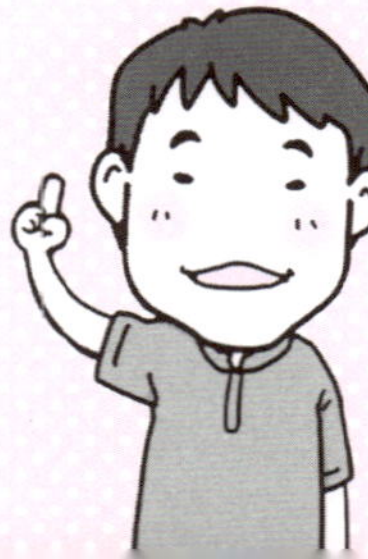

4

寝返り

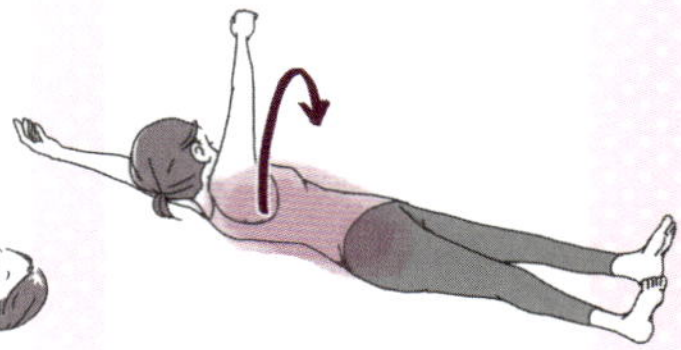

やり方

p72へ！

5

ブリージング

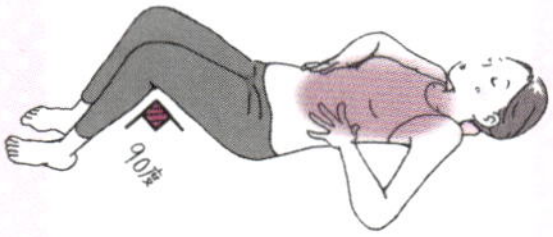

やり方

p60へ！

首～肩や
眼のまわりは、
気づかないうちに
疲れがたまって
いることも。
123は
仕事中でも
実践しやすいので、
すき間時間の
習慣に！

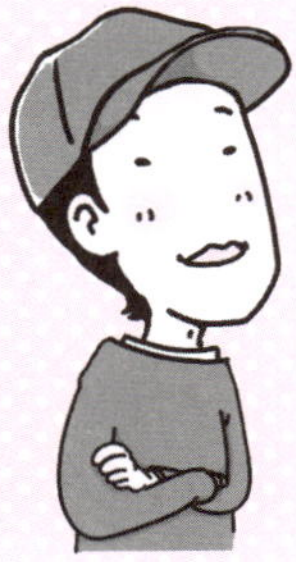

動悸を改善するメニュー

1 タオルを使ったストレッチ

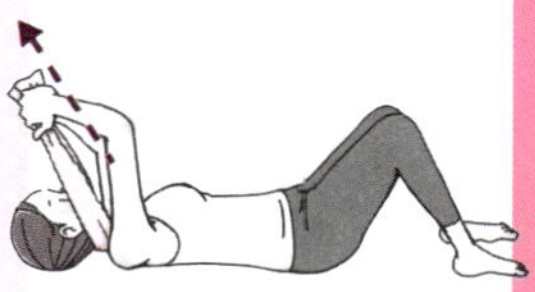

やり方
p38へ!

2 お尻のストレッチ

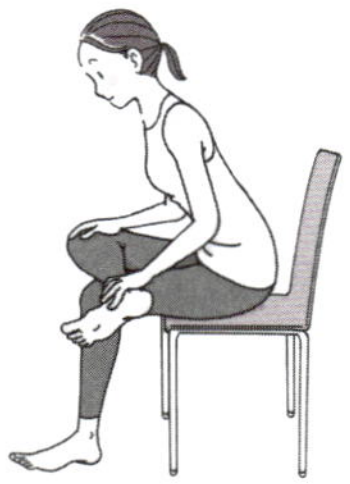

やり方
p48へ!

3 体側のストレッチ

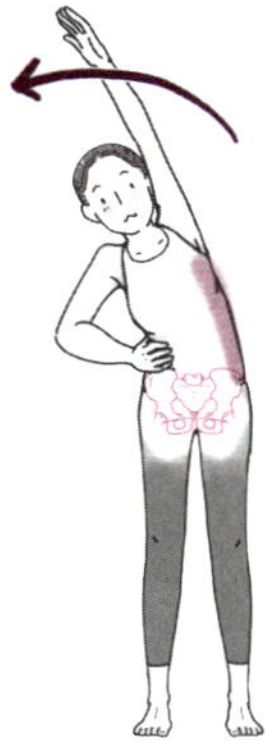

やり方
p62へ!

姿勢不良やストレスなどが原因で内臓（心臓）の機能が低下すると、動悸を起こしやすくなってしまう。規則正しい生活はもちろんストレッチで緊張をゆるめてあげて～

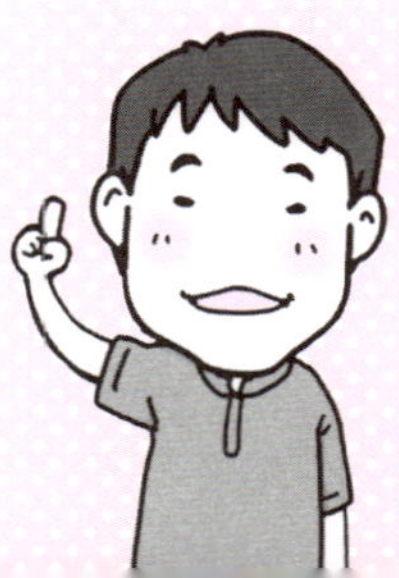

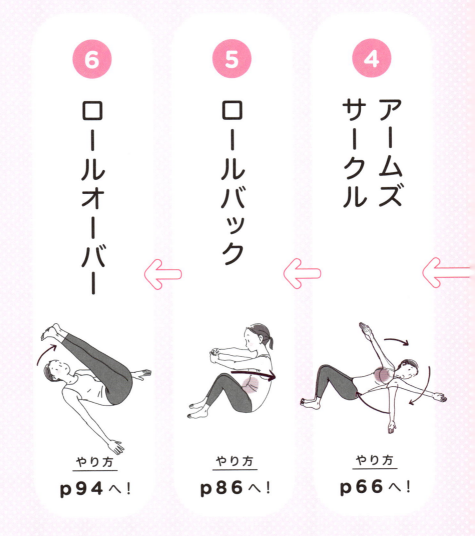

4 アームズサークル

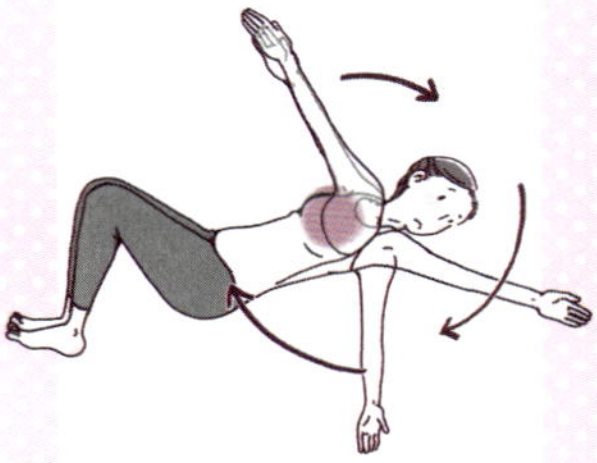

やり方
p66へ！

5 ロールバック

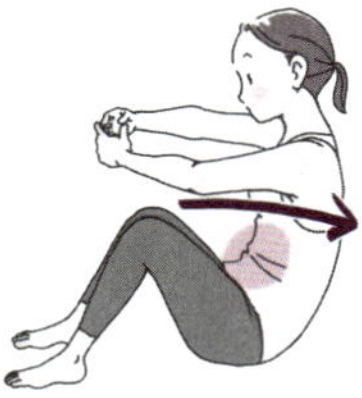

やり方
p86へ！

6 ロールオーバー

やり方
p94へ！

SEBONE COLUMN-5

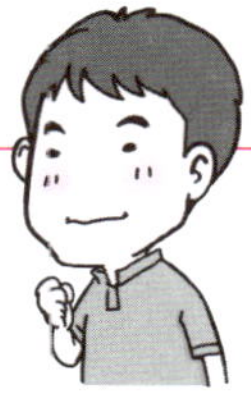

骨格とメンタルヘルス

心と身体はつながっている、という話はよく聞きますが、本当にそのとおり。しかし、自律神経が大きく乱れて不調が出てしまっている人は、その原因のすべてが心の問題というわけではありません。原因は本当にたくさんあり、複雑です。ただ体調不良が続くと、メンタルの調子も悪くなるのは当然ですよね。具合の悪さが周囲に理解されなくて落ち込んだり、不調そのものがつらかったり、メンタル面の負担も増えていくと思います。

じつは、メンタル面の調子は骨格とも関係しています。メンタルが落ちて元気がない人を思い浮かべてみましょう。うつむいて、肩は落ちて中側に入り込み、背中が丸まっている……といった姿を思い浮かべませんか？　いっぽうで元気ハツラツとしている人はどうでしょうか。目線は上向きで、どちらかというと堂々と胸を張っているように見えると思います。姿勢（骨格）と、何らかの関係がありそうですよね。

骨格とメンタルのつながりを考えるときのポイントは「呼吸」です。自律神経は、呼吸を意識すると、自分の意思でもコントロールすることができます。ゆっくり息を吐くと副交感神経が優位になり、吸うと交感神経が優位になります。深呼吸をするとリラックスできるのはこのおかげ。

自律神経が乱れている人の全員に共通するのが、「呼吸が浅く、速い」ということです。当然、猫背や巻き肩のような骨格不良が目立ちます。一生懸命に呼吸している割にはうまく呼吸ができておらず、身体に十分な酸素が巡っていません。呼吸がしづらいと自律神経のバランスが崩れやすく、自律神経が乱れていると呼吸は浅くなります。浅い呼吸のせいで睡眠の質が下がり、少しの緊張で動悸や過呼吸のような症状も出やすくなります。

骨格がゆがんでいると胸郭の動きが悪くなり、呼吸を妨げる原因になります。本書でも、深い呼吸（ブリージング）を紹介しています。呼吸は無意識に行っているものなので、重要性がピンと来ないかもしれませんが、正しい呼吸をしてみると、その違いが実感できます。ぜひ、60ページを参考にしてみてください。

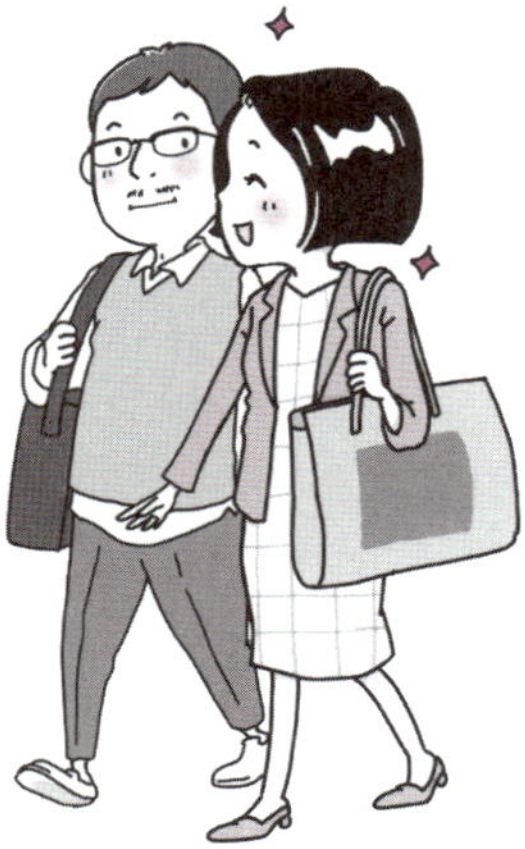

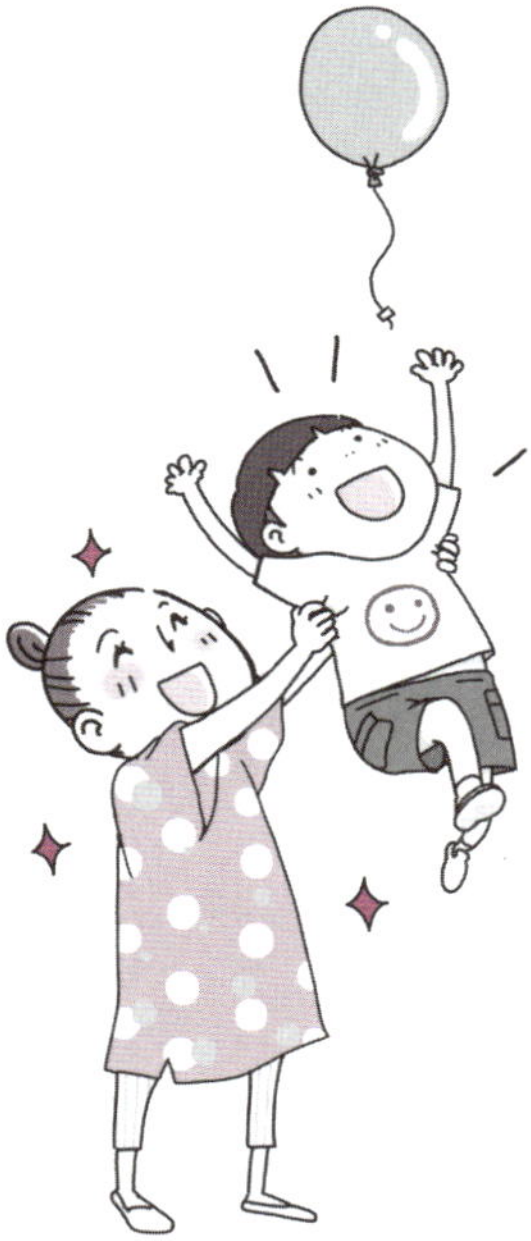

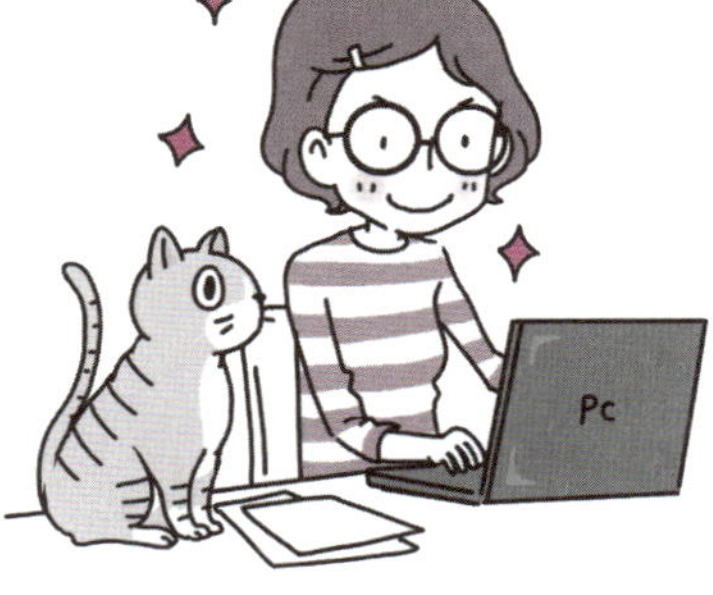
Pc

エピローグ

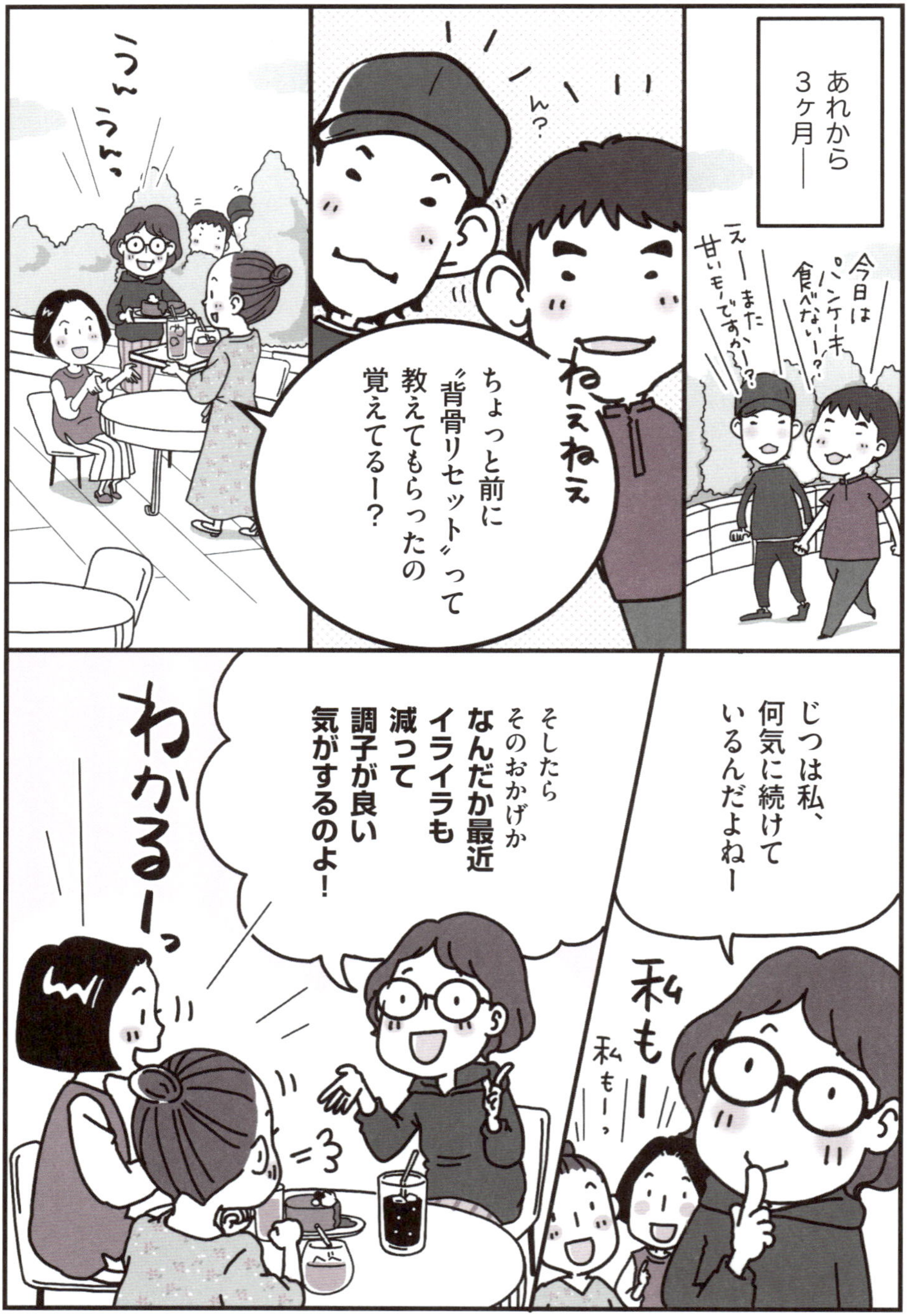
あれから
3ケ月——
今日はパンケーキ食べないー？
えーまた甘いモノですかー？
ん？
ねぇねぇ
ちょっと前に〝背骨リセット〟って教えてもらったの覚えてるー？
うんうん
じつは私、何気に続けているんだよねー
私もー
私もーっ
そしたらそのおかげかなんだか最近イライラも減って調子が良い気がするのよ！
わかるーっ

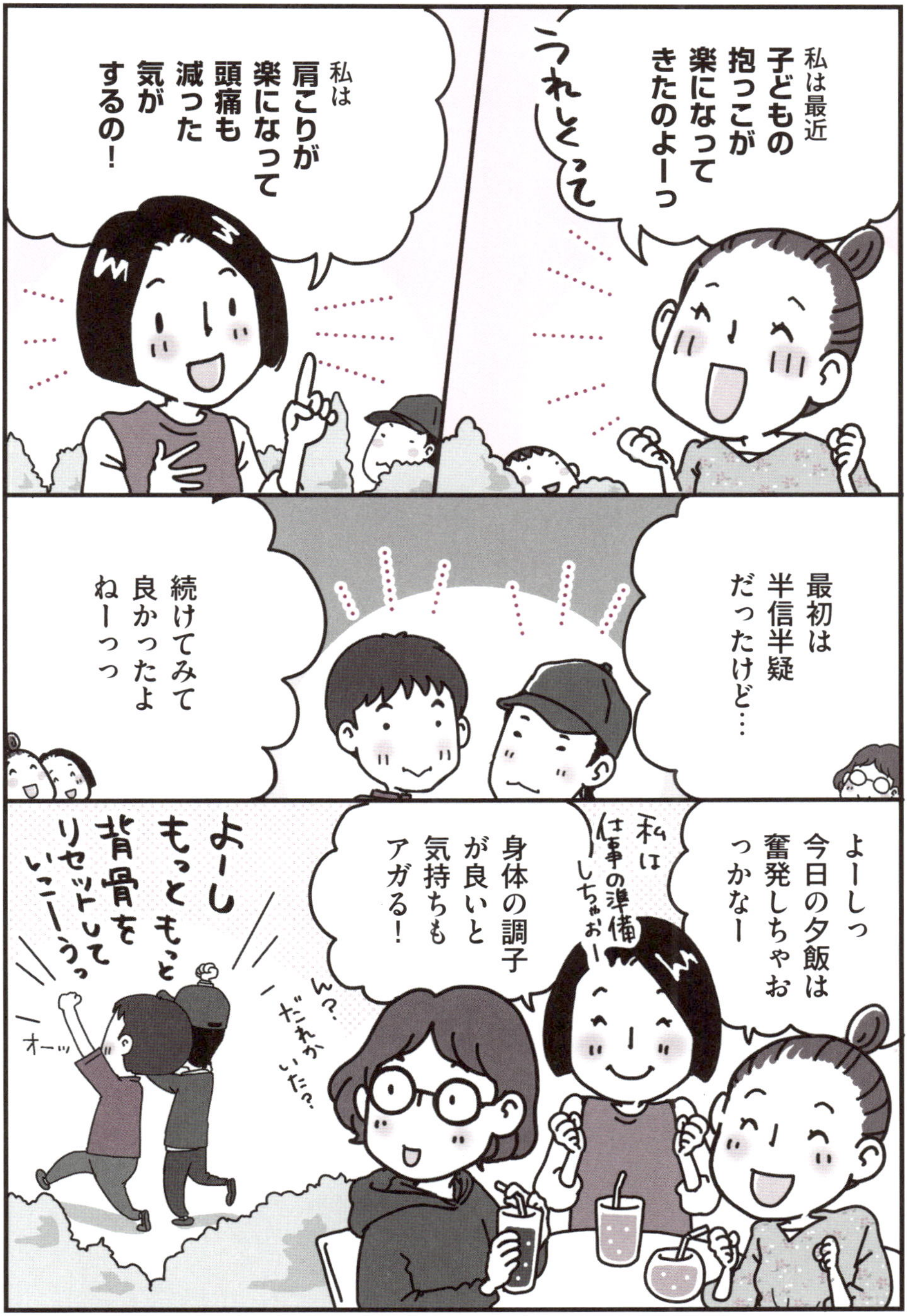
私は最近
子どもの抱っこが楽になってきたのよーっ
うれしくって
私は
肩こりが楽になって頭痛も減った気がするの！
最初は半信半疑だったけど…
続けてみて良かったよねーっっ
よーしっ今日の夕飯は奮発しちゃおっかなー
私は仕事の準備しちゃおー
身体の調子が良いと気持ちもアガる！
ん？だれかいた？
よーしもっともっと背骨をリセットしていこーうっ
オーッ

おわりに

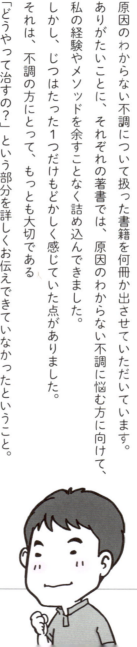

自律神経失調症専門外来を設立して8年、
私は今まで自律神経に関する不調や気象病、
原因のわからない不調について扱った書籍を何冊か出させていただいています。
ありがたいことに、それぞれの著書では、原因のわからない不調に悩む方に向けて、
私の経験やメソッドを余すことなく詰め込んできました。
しかし、じつはたった1つだけもどかしく感じていた点がありました。
それは、不調の方にとって、もっとも大切である
「どうやって治すの?」という部分を詳しくお伝えできていなかったということ。
私のクリニックではパーソナルトレーナーと協働して
治療（おもに診断や投薬は医師が、運動や身体のコンディショニングはトレーナーが担当）を
行っているため、運動に関することは、ぜひ、賀来さんに書いていただきたかったのです。
今回、ついに共著という形で賀来さんと本を制作し、
皆さんへお届けできることを大変光栄に思います。
「不調と背骨が関係あるの?」と疑問に思われた方、読んでいるうちに納得がいくと思います。
この1冊が、皆さんを元気に導くきっかけとなりますように——。

久手堅司

本屋さんへ行くと、「肩こりは○○で治る！」のような、
本当にさまざまな運動の本がありますよね。
私のスタジオである「renato《レナート》」では、そういった本を何冊も熟読しながら、
なかなか効果が得られない……と困っている方をたくさん見てきました。
効果が出ないのは、身体の状態は一人ひとり異なっており、
個々の身体に合った運動ができていないと運動の意味がなくなってしまうから。
そこで大切なのが「評価」です。実践編の運動はもちろん大切ですが、
まずは自分の身体の状態を知ってから、目的に合った運動をすること。
この本でも「背骨ズレチェック」から始まりますよね。
ぜひ、評価の部分から丁寧にやってみていただきたいです。もちろん、
私はパーソナルトレーナーなので対面でのレッスンが一番だと思っています。
しかし、少しでも多くの方が無理なく身体を動かす習慣をつけ、
健康な身体を手に入れてほしいという思いで、この本を書きました。
「身体をよくしたい！」と思ってこの本を手に取ってくださった皆様へ
そのやる気を応援し、背骨や身体の大切さ、
運動の楽しさを感じられる1冊になっていると嬉しいです。

賀来大樹

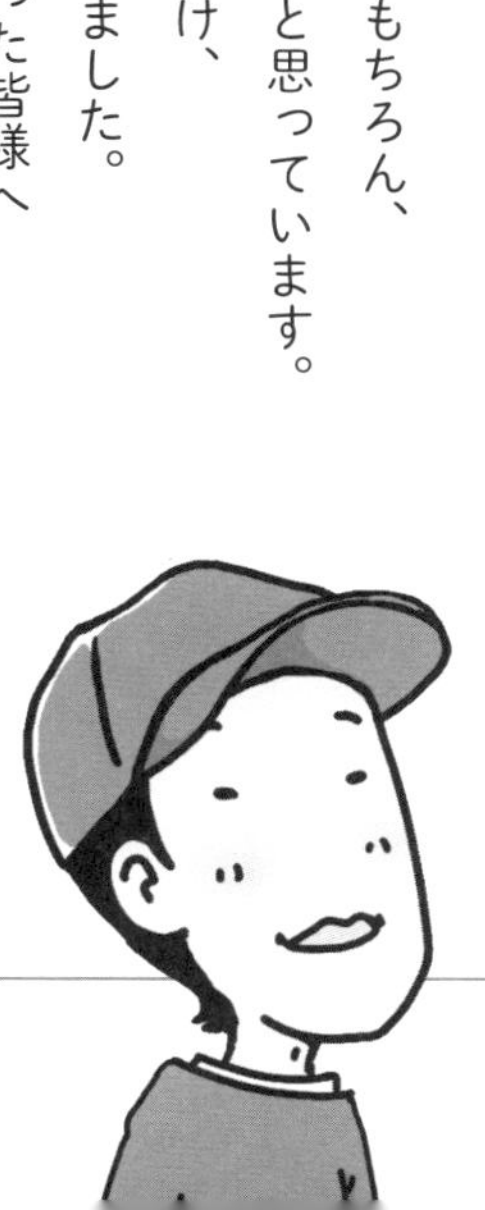

不調がデフォな
私たちの
背骨リセット

著者　久手堅司　賀来大樹

マンガ　尾代ゆうこ

編集人　栃丸秀俊

発行人　倉次辰男

発行所　株式会社主婦と生活社
〒104-8357　東京都中央区京橋 3-5-7
編集部　03-5579-9611
販売部　03-3563-5121
生産部　03-3563-5125
https://www.shufu.co.jp

製版所　株式会社公栄社

印刷所　大日本印刷株式会社

製本所　株式会社若林製本工場

ISBN978-4-391-16237-0

STAFF

ブックデザイン　あんバターオフィス

校正　鷗来堂

文（46、74、98、112、122p）　湊かおり

編集　鶴町かおり

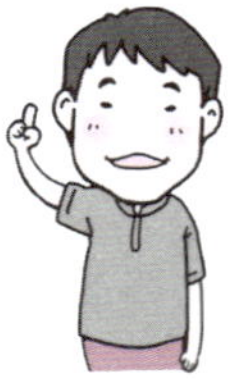

久手堅司　くでけん・つかさ

せたがや内科・神経内科クリニック院長。医学博士。気圧予報・体調管理アプリ「頭痛ーる」監修医師。

「自律神経失調症外来」「気象病・天気病外来」などの特殊外来を立ち上げ、これまで8000名を超える患者を診療。患者目線で行う診察とわかりやすい解説がSNSやメディアで話題を呼んでいる。

著者に『不調にさよなら！ 自律神経を整える50のこと』（宝島社）、『低気圧不調が和らぐヒントとセルフケア 気象病ハンドブック』（誠文堂新光社）。

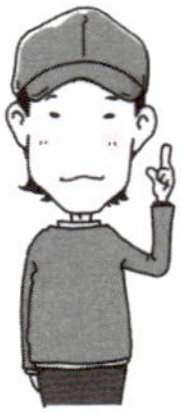

賀来大樹　かく・だいき

世田谷区二子玉川の紹介制パーソナルトレーニングスタジオ『renato（レナート）』代表兼トレーナー。

医療機関と連携して、パーソナルトレーニング、ピラティス、整体、ストレッチ、筋力トレーニングなど、さまざまなメソッドを一人ひとりの目的と状態に合わせて選択。アスリートやアーティストのパフォーマンス向上、自律神経系の問題（頭痛、めまい、肩こり、腰痛など慢性的な痛み）が出ないように骨格矯正、カラダの機能改善、ボディメイクを提供している。